Thorsten Schiffer
Billy Sperlich

Einführung in das Ausdauertraining

SPORTVERLAG *Strauß*

Anschrift der Autoren:
Dr. Sportwiss. Dr. med. Thorsten Schiffer
Deutsche Sporthochschule Köln
Institut für Motorik und Bewegungstechnik
Am Sportpark Müngersdorf 6 · 50933 Köln

Dr. Sportwiss. Billy Sperlich
Institut für Trainingswissenschaft und Sportinformatik
Deutsche Sporthochschule Köln
Am Sportpark Müngersdorf 6 · 50933 Köln

Bibliografische Information Der Deutschen Nationalbibliothek
Die Deutsche Nationalbibliothek verzeichnet diese Publikation in der Deutschen
Nationalbibliografie, detaillierte bibliografische Daten sind im Internet
über <http://dnb.ddb.de> abrufbar.

Thorsten Schiffer & Billy Sperlich
Einführung in das Ausdauertraining
Köln: Sportverlag Strauß, 2., korr. Aufl. 2008
ISBN 978-3-939390-36-7

© **SPORTVERLAG** *Strauß*
Olympiaweg 1 · 50933 Köln
Tel. (02 21) 98 46 75 76 · Fax. (02 21) 8 46 75 77
e-Mail: info@sportverlag-strauss.de
http://www.sportverlag-strauss.de

Satz und Umschlaggestaltung: Gesa Meyer
Druck: Digital Print Group, Erlagen
Printed in Germany

Kursbegleitendes Skript zur »Einführung in das Ausdauertraining«

Die Veranstaltung »Einführung in das Ausdauertraining« wird von den Studierenden der Deutschen Sporthochschule Köln im ersten Studiensemester belegt. Die Studierenden sollen in einer praxisorientierten und sportartübergreifenden Veranstaltung verschiedene Formen und Methoden des Ausdauertrainings kennen lernen. Die alltägliche Lehrpraxis zeigt, dass die Studierenden einerseits allenfalls Sportarten, die sie selbst ausüben, differenzierter kennen, und andererseits von zahlreichen anderen Ausdauersportarten überhaupt keine Vorstellungen haben. Ziel dieses Buches ist es, die wichtigsten Besonderheiten und Basistechniken der in den Kursen durchgeführten Sportarten zu vermitteln und Handlungskompetenzen bei der Ausübung der Sportarten mit Anfängern zu erlangen. Die wesentlichen naturwissenschaftlichen Begriffe werden für den sportwissenschaftlichen »Anfänger« verständlich dargestellt. Zur Vertiefung verweisen wir auf entsprechende Fachbücher der Trainingswissenschaft und der Sportmedizin.

Für die fachgerechte Unterstutzung bei der Erstellung dieses Buches bedanken wir uns bei Christiane Klose (Lektorat), Gesa Mayer (Layout), Stefanie Schulte, Birgit Wallmann, Thomas und David Beck (Fotomodels), Nina Kehr, Andreas Heinen (Fotos) und Martin Sedivy (Indoorcycling Mastertrainer, indoorcycling-academy.de).

Ausdauertraining

Wer oder was ist »ausdauernd«?
Bei eingehender Betrachtung des Begriffs »Ausdauer« sind darin mehrere Facetten zu erkennen. Wenn ein Hochleistungssportler 5000 Meter unter 13 Minuten läuft, ist er dann ausdauernd oder schnell? Hat Ausdauer etwas mit Schnelligkeit zu tun? Wenn Jan Ullrich ein Zeitfahren bei der Tour de France gewinnt und man seine definierte Oberschenkelmuskulatur betrachtet, ist er dann kräftig, schnell oder ausdauernd? Im Profifußball wird 90 Minuten lang abwechselnd gesprintet und getrabt. Ist das ausdauernd oder können sich Fußballspieler sehr gut erholen? Eines können wir jetzt schon festhalten. Selbst in den klassischen Ausdauersportarten, Laufen, Radfahren und Schwimmen gibt es »die« Ausdauer nicht. Sie ist immer gepaart mit den konditionellen Fähigkeiten Koordination (Technik), Kraft (Kraftausdauer) und Schnelligkeit (Schnelligkeitsausdauer).

Definition
Auf Grund der Komplexität des Ausdauerbegriffs ist eine alle Gegebenheiten umfassende Definition schwierig. Daher sind in zahlreichen Lehrbüchern mehr oder weniger komplexe Definitionen zu finden.
Viele dieser Definitionen beruhen auf den Kernaussagen der von Hollmann geprägten »Kölner Sportmedizin«. Demnach wird die Ausdauer als Ermüdungswiderstandsfähigkeit angesehen. Bei ge-

gebenen muskulären Leistungen wird die Ausdauer aus didaktischen Gründen nach ihrer morphologischen (mehr oder weniger als 1/6 – 1/7 der benutzten Muskulatur), biochemischen (aerob – anaerob) und biophysikalischen (statisch – dynamisch) Beanspruchung des Organismus eingeteilt.

Allgemeine aerobe dynamische Ausdauer
Insbesondere die lokalen und allgemeinen aeroben (Sauerstoff nutzenden) dynamischen Ausdauerformen haben auf Grund ihrer sehr guten Trainierbarkeit und den damit einhergehenden physiologischen Anpassungen eine herausragende Bedeutung für den präventiven Gesundheitssport, die kardiale Rehabilitation sowie den Leistungssport.

Dieses Buch befasst sich mit Sportarten, die zur Verbesserung der allgemeinen aeroben dynamischen Ausdauer, im Folgenden vereinfacht Ausdauer genannt, geeignet sind. Die Dauer einer Trainingseinheit in diesen Sportarten liegt meistens zwischen 15 und 180 Minuten. Trainingsbelastungen im Bereich der Langzeitausdauer (> 30 Minuten) können selbst von Spitzenathleten nicht mit maximaler Intensität absolviert werden, da die leistungslimitierenden Systeme überlastet werden und dadurch nicht ausreichend Sauerstoff in die Muskelzelle gelangen kann, um die benötigte Energie bereitzustellen. Die über kurze Strecken mit einer Dauer von etwa 10 Minuten maximal mögliche Sauerstoffaufnahme

($\dot{V}O_2$max) gilt als das Bruttokriterium der Ausdauerleistungsfähigkeit (Tab. 1).

Tab.1: *Maximale Sauerstoffaufnahme (*$\dot{V}O_2$max) *bei Trainierten in Abhängigkeit von der Dauer der Belastung (*modifiziert nach Åstrand)

- bis 10 min – 100 % $\dot{V}O_2$max
- bis 30 min – 95 % $\dot{V}O_2$max
- bis 60 min – 85 % $\dot{V}O_2$max
- bis 120 min – 80 % $\dot{V}O_2$max

Die beim Training im submaximalen Bereich der Langzeitausdauer geforderten körperlichen Beanspruchungen bewirken andere physiologische Anpassungen als bei hochintensiven kürzeren Trainingseinheiten, da sich die Organsysteme immer im Sinne der funktionellen Inanspruchnahme verändern, um vor einer erneuten ähnlichen Belastung besser vor einer Überbeanspruchung geschützt zu werden. Ziel dieser Anpassungen ist, die Fähigkeit des eigenen Körpers zur Nutzung des in der Luft vorhandenen Sauerstoffs für die Energiebereitstellung in der Muskulatur zu verbessern. Vereinfacht ausgedrückt heißt Ausdauertraining nichts anderes als die Funktionen des Organismus zu ökonomisieren.

Physiologische Anpassungen
Anpassungen an aerobes Ausdauertraining erfolgen bei einer Beanspruchung von 40 – 80% der $\dot{V}O_2$max entsprechend eines Laktatwertes von ca. 1,5 – 3,5 mmol/l, einer Herzfrequenz von 120 – 170 Schlägen pro Minute, einem 3er oder 4er Atemschrittrhythmus oder beim »Laufen ohne zu schnaufen«. Diese Intensitätsbereiche sind als Orientierungen zu verstehen. Sie schwanken zum Teil erheblich je nach Alter, Geschlecht und Trainingszustand der Trainierenden, aber auch in Abhängigkeit von der Sportart, den Witterungsbedingungen oder der Flüssigkeitsaufnahme. Um die individuelle Leistungsfähigkeit zu erhöhen, sollte vor dem Beginn eines Trainingsprogramms die medizinische Sporttauglichkeit attestiert und eine fachgerechte sportwissenschaftliche Leistungsdiagnostik durchgeführt werden.

Zentrale Anpassungen
Regelmäßige intensive Trainingsbelastungen im Bereich des aeroben Ausdauertrainings können zur wohl bekanntesten Trainingsanpassung, dem Sportherzen führen, wodurch für den Auswurf einer festgelegten Blutmenge pro Zeiteinheit weniger Schläge benötigt werden. Dadurch schlägt das Herz in Ruhe (Herzminutenvolumen 5 Liter/Minute) ökonomischer und unter Belastung besteht eine Frequenzreserve, die letztendlich eine mehr als doppelt so große Leistungsfähigkeit des Herzmuskels des Trainierten (40 Liter/Minute) im Vergleich zum Untrainierten (20 Liter/Minute) ermöglicht.

Periphere Anpassungen

Die schnellsten auch durch extensives aerobes Ausdauertraining zu erzielenden Anpassungen erfolgen in der beanspruchten Muskulatur:

- Verbesserung der Gewebsdurchblutung
- Erhöhung der Zuckerdepots im Muskel
- leistungsfähigere und vermehrt vorhandene Enzyme und Mitochondrien (Orte der Energiegewinnung aus Zucker und Sauerstoff)
- vermehrte Nutzung von Fettsäuren zur Energiegewinnung
- sowie ein erhöhter Gehalt an sauerstoffbindendem Myoglobin im Muskel

Die genannten Veränderungen führen zu einer höheren Ausdauerleistungsfähigkeit bei unveränderter kardiopulmonaler Kapazität. Diese Effekte kommen dem Leistungssportler zur Deckung seines Energiegrundbedarfs auch bei intensiverer Tätigkeit zu Gute. Herzkranke und Untrainierte können durch die bessere Ausschöpfung des vorhandenen Sauerstoffs in der arbeitenden Muskulatur bei Alltagsbelastungen ohne eine unökonomische Aktivierung der Herztätigkeit über die Herzfrequenz auskommen.

Gehirn und Psyche

Körperliche Aktivität hat einen entscheidenden und prägenden Einfluss auf die Entwicklung des Gehirns und kann zu einer Verbesserung der Stimmung und des Wohlbefindens führen. Aerobes dynamisches Ausdauertraining kann die Gehirndurchblutung erhöhen und die Bildung von Nervenzellen über die Aktivierung von Wachstumsfaktoren fördern. Es existieren wissenschaftlich fundierte Untersuchungsergebnisse, die darauf hindeuten, dass strukturellen und psychiatrischen Gehirnerkrankungen durch dosierte körperliche Tätigkeit entgegengewirkt werden kann.

Laufen

Laufen ist eine der ursprünglichsten menschlichen Fortbewegungsarten und daher motorisch einfach durchführbar. Es ist für viele Sportarten die Grundbewegungsform. Je nach Geschwindigkeit unterscheidet man verschiedene Varianten, das Gehen, das Walking und nicht zuletzt das Laufen. Letzteres unterscheidet sich vom Gehen und Walking durch eine Flugphase, bei der zeitweise beide Beine den Boden verlassen. Der Übergang vom Gehen zum Laufen erfolgt individuell unterschiedlich bei einer Laufgeschwindigkeit von 1,8 bis 2,5 m/s.

Die Motive zum laufen sind unterschiedlich. Manche laufen aus gesundheitlichen Gründen, um sich fitter zu fühlen oder um Gewicht zu reduzieren. Andere wiederum betreiben es als Wettkampfsport. In diesem Kapitel wird das Laufen unter gesundheitlichen Aspekten beschrieben und parallel wird beispielhaft das Training für einen Marathonlauf vorgestellt.

Laufen ist nicht gleich Laufen

Ein Beispiel, das jeder aus der eigenen Erfahrung kennt, lässt die Unterschiede leicht erkennen.

1. Je schneller das Lauftempo ist, umso anstrengender fühlt sich die Belastung an.
2. Bei hohem Lauftempo fällt es deutlich schwerer als bei langsamen Lauftempo noch schneller zu laufen.

Laufen zwei Läufer mit unterschiedlicher Ausdauerleistungsfähigkeit (z.B. ein Anfänger und ein Fortgeschrittener) mit gleicher Geschwindigkeit nebeneinander, so strengt sich der Läufer mit der höheren Ausdauerleistungsfähigkeit weniger an, als der Läufer mit der geringeren Ausdauerleistungsfähigkeit. Gleichzeitig werden bei beiden Läufern völlig unterschiedliche Systeme für die Energiebereitstellung genutzt (Abb. 1).

Wie Abb. 1 zeigt, ist der Läufer A bei gleicher Stoffwechselbelastung (gemessen anhand des Laktatspiegels in mmol/l Laktat) in der Lage 7,5 km/h zu laufen, wohingegen Läufer B 11,5 km/h laufen kann. Läufer B läuft folglich ökonomischer, da er sich bei vergleichbarer Geschwindigkeit (11,5 km/h) immer noch im Bereich des energetisch günstigen flachen Kurvenabschnittes befindet, wohingegen der untrainierte Läufer A bereits im Übergang zum steileren Kurvenverlauf ist. Dabei werden seine Kohlenhydratdepots rasch (erkennbar durch das Ansteigen der Laktatkurve) verbraucht und die maximal mögliche Dauer der Belastung bei 11,5 km/h limitiert.

Betrachtet man die Leistungskurve nach einer effektiven Ausdauertrainingsphase, so ist sie nach rechts verschoben (Abb. 2). Bei untrainierten Personen ist eine Verbesserung der Ausdauerleistungsfähigkeit bereits nach 2 – 3 Wochen Training erkennbar. Der Organismus arbeitet demzufolge ökonomischer, weil er bei gleicher Belastung eine höhere Geschwindigkeit laufen kann.

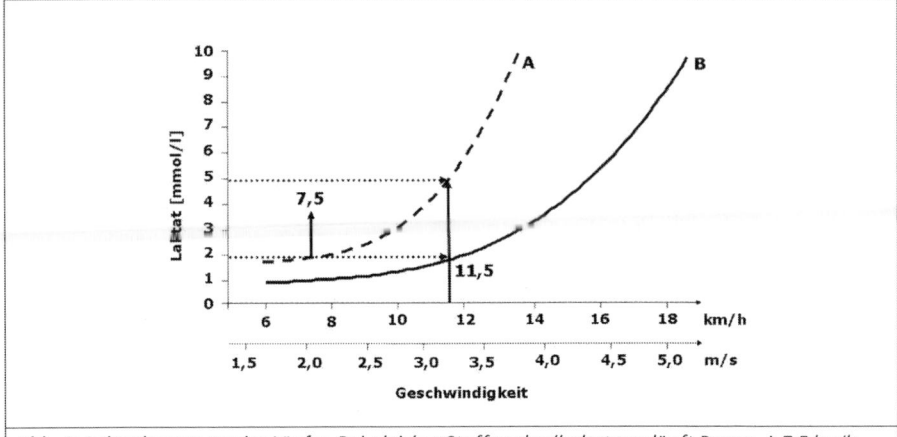

Abb. 1: Laktatkurven zweier Läufer. Bei gleicher Stoffwechselbelastung läuft Person A 7,5 km/h, Person B 11,5 km/h

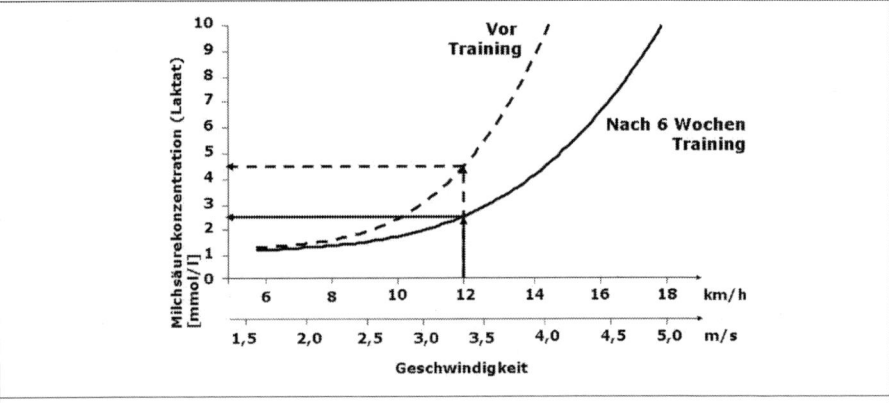

Abb. 2: Die Ökonomisierung des Organismus durch ein effektives Ausdauertraining zeigt sich durch eine Rechtsverschiebung der Laktatleistungskurve.

Woher kommt die Energie?

Der Muskel wandelt chemisch gespeicherte Energie aus freien Fettsäuren (FFS) und Kohlenhydrate (KH) in mechanische Energie um. Vergleichen wir die Energiebereitstellung beispielhaft mit dem Verbrennungsvorgang beim Auto. Ein Auto wandelt chemische Energie (Benzinverbrennung) mit Hilfe von Sauerstoff in mechanische Energie um. Je schneller das Auto fährt, umso höher wird der Benzinverbrauch. Beim Menschen ist das ein wenig anders. Der Mensch hat zwei verschiedene »Tanks« mit unterschiedlichem Brennstoff, nämlich FFS und KH. Bewegt sich der Mensch in Relation zu seinem Ausdauertrainingszustand sehr moderat, verbrennt er ein »Gemisch« aus FFS und KH. Dies entspricht einem Tempo, das über einen sehr langen Zeitraum aufrecht gehalten werden kann (Dauerleistungsgrenze). Bei dieser Geschwindigkeit ist eine Unterhaltung problemlos möglich. Die Muskulatur wird bei dieser Intensität ausreichend mit Sauerstoff versorgt. Unter diesen Bedingungen spricht man vom **aeroben Stoffwechsel**. Je trainierter der Läufer ist, umso höher ist bei gleicher Belastung im Vergleich zum Untrainierten der Anteil der verstoffwechselten FFS.

Wird das Tempo allmählich gesteigert, werden zusätzlich mehr KH verbrannt. Steigert der Läufer das Tempo noch weiter, reicht irgendwann der aufgenommene Sauerstoff nicht mehr aus, um die KH mit Sauerstoff verbrennen zu können. Der Körper schaltet quasi auf »Notstrom« um. Die Verbrennung von KH ohne Sauerstoff (**anaerober Stoffwechsel**) nimmt zu. Um das Beispiel der Verbrennung beim Auto erneut aufzunehmen, würde der anaerobe Stoffwechsel mit einem 17mal höheren Benzinverbrauch einhergehen. Der Bedarf, mehr Sauerstoff aufzunehmen und die Notwendigkeit, einer durch Laktat-(Milchsäure) produktion entstehenden Übersäuerung des Blutes durch Abatmung von CO_2 entgegenzuwirken, bewirkt eine Aktivierung der Atmung.

Laktat, als Stoffwechselzwischenprodukt, kann unkompliziert im Blut nachgewiesen werden und in der Leistungsdiagnostik und Leistungssteuerung eingesetzt werden (s. Kapitel Leistungsdiagnostik und Trainingssteuerung I). Je höher bei einer Belastung der Laktatwert im Blut ist, umso mehr KH werden anaerob verbrannt. Da die »KH-Tanks« nur eine begrenzte Größe haben, können Läufe, bei denen die anaeroben Stoffwechselprozesse dominieren, zeitlich nur sehr begrenzt durchgehalten werden. Für den Gesundheitssport haben sie keine Bedeutung und sollten auf Grund möglicher Überlastungsschäden vermieden werden.

Unter Ruhebedingungen liegt in der Regel ein Laktatwert von 0,7–1,3 mmol/l vor. Der Marathonlauf wird mit durchschnittlich 2,5–3,5 mmol/l Laktat absolviert. Nach sehr anaeroben Belastungen wie einem 400 m Lauf können die Werte bis auf über 25 mmol/l ansteigen. Diese Art der Belastung ist beim Menschen die energetisch denkbar ungünstigste, da die rasche Energiewinnung mit spürbaren Nachteilen einhergeht: Jeder kennt das Gefühl nach einem 400 m Lauf. Nach spätestens 30–35 Sekunden brennt die Muskulatur und die Laktatanhäufung führt dazu, dass die Geschwindigkeit nicht mehr aufrecht gehalten werden kann.

Da die Kohlenhydratspeicher limitiert sind, ist es unmöglich dauerhaft die Energie ausschließlich aus diesen Speichern zu beziehen. Folglich muss der

Körper bei langen Belastungen, wie einem Marathonlauf zusätzlich zu den KH Fette verbrennen. Es gibt aber eine Besonderheit im Fettstoffwechsel. Sind die KH-Depots aufgebraucht, erlischt auch die Fettverbrennung. Beim Marathonlauf sollte das Tempo so gewählt werden, dass die KH-Speicher über die Distanz aufrechterhalten werden können, damit weiterhin Fettsäuren verbrannt werden können. Da die KH-Depots von Breitensportlern selbst bei langsamem Lauftempo meist nur für 90 Minuten bis 2 Stunden reichen, müssen viele ihren Marathonversuch nach 30-35 km abbrechen. Gleiches Schicksal kann der Trainierte erfahren, wenn er zu schnell losläuft und dadurch seine KH-Speicher zu schnell entleert. Eine Möglichkeit dem Mangel an KH bedingten Leistungsabfall entgegenzuwirken, ist die Zufuhr von KH über zuckerhaltige Getränke, so dass KH direkt für die Energiegewinnung genutzt werden können und parallel die Fettverbrennung wieder angekurbelt wird.

Trainingsgestaltung
Das erste Trainingsziel zur Verbesserung der aeroben Ausdauerleistungsfähigkeit ist es, den Sauerstoff besser auszunutzen. Dazu muss das Training moderat sein, so dass genügend Sauerstoff verstoffwechselt werden kann. Bereits bei geringen (extensiven) Dauerlaufintensitäten werden in der Muskulatur Anpassungen erzielt, die den aeroben Stoffwechsel erleichtern (vgl.»extensive Dauer- und Intervallmethode« in Kapitel Leistungsdiagnostik und Trainingssteuerung). Höhere (intensive) Dauerlaufintensitäten erzielen ihre Haupteffekte über andere Anpassungen als die extensive Methode. Die intensive Belastung erfordert eine hohe Sauerstoffaufnahme und einen suffizienten Sauerstoffweitertransport, wodurch insbesondere die Herzfunktion gefordert und verbessert wird. Dadurch steigt die maximale Sauerstoffaufnahme an (vgl. »intensive Dauer- und Intervallmethode« in Kapitel Leistungsdiagnostik und Trainingssteuerung II).

Die unterschiedlichen Anpassungen an die extensive und die intensive Methode haben Konsequenzen für deren Nutzen im Ausdauertraining des Gesundheits- bzw. Leistungssports.

Der **Gesundheitssportler** verbessert vor allem seine submaximale Leistungsfähigkeit durch eine verbesserte Sauerstoffausnutzung in der Muskulatur. Zur Erlangung dieser Anpassungen ist ein extensiver Dauerlauf ausreichend. Darüber hinaus wird durch die bessere Ausschöpfung des vorhandenen Sauerstoffs in der Muskulatur auch die Herzarbeit bei Tätigkeiten im Alltag reduziert, da dass Herz weniger schlagen muss, um den Ansprüchen der Muskulatur gerecht zu werden. Der Organismus arbeitet dementsprechend ökonomischer. Der **Leistungssportler** versucht zusätzlich seine Ausdauerfähigkeit durch eine Verbesserung der Sauerstoffaufnahme zu maximieren. Um diese Effekte zu erreichen, muss ein sehr gut dosierter Einbau intensiverer Belastungen in das Training erfolgen. Trotz dieser Unterschiede müssen beide, der Gesundheitssportler, wie auch der Leistungssportler primär zunächst ihre submaximale Leistungsfähigkeit verbessern. Dazu wird das Training mit Intensitäten im linken, flachen Anteil der Ausdauerleistungskurve, dem Trainingsbereich 1 (TB1), durchgeführt (Umfangreiche Details zu Trainingsintensitäten sind im Kapitel Leistungsdiagnostik und Trainingssteuerung I beschrieben).

Die submaximale Ausdauerleistungsfähigkeit kann effektiv nur verbessert werden, wenn tatsächlich bewusst **langsam** gelaufen wird. Die beim Training im TB1 auftretenden Anpassungen dienen der Grundlagenausdauer. Im TB1 ist es kein Problem nach ein paar Wochen Ausdauertraining die Laufgeschwindigkeit von 6,0 auf 8,0 km/h zu verbessern. Im rechten Bereich (z.B. bei 14 km/h) ist es sehr schwierig, wenn nicht unmöglich, seine Laufgeschwindigkeit um 2 km/h zu verbessern. Da sich die Belastungskurve durch ein moderates Training nach rechts verschiebt, was vor allem durch ein Training im linken Teil der Kurve geschieht, macht es keinen Sinn ein Ausdauertraining im hochintensiven Bereich zu beginnen. Außerdem werden durch ein niedrigintensives Grundlagenausdauertraining auch positive Trainingseffekte bei höheren Intensitäten erzielt, weil der Grundenergiebedarf besser über KH-schonende Stoffwechselwege abgedeckt wird.

Für die Trainingsgestaltung ist zu beachten, dass niedrigintensiv (TB1) für einen Weltklasseläufer eine Laufgeschwindigkeit von 15 km/h und eine Herzfrequenz von 170 Schlägen pro Minute bedeuten kann, wohingegen niedrigintensiv für einen Ausdaueranfänger bereits eine Laufgeschwindigkeit von 6,5 km/h mit einer Herzfrequenz von 140 Schlägen pro Minute sein kann. In den klassischen Ausdauersportarten (Schwimmen, Laufen, Radfahren, Triathlon, Rudern) wird daher auch im Leistungssport ein hoher Prozentsatz (je nach Sportart 65–90%) des Trainingsvolumens mit niedrigen bis sehr niedrigen Intensitäten absolviert (vgl. Kapitel Leistungsdiagnostik und Trainingssteuerung II).

Wichtiges für die Praxis:

1. Mit niedrigen Laufgeschwindigkeiten wird die aerobe Kapazität verbessert

2. Je intensiver die Belastung, umso mehr wird der anaerobe Stoffwechsel zum aeroben Stoffwechsel hinzugeschaltet

3. Hohe Laufgeschwindigkeiten führen zu hohen Laktatwerten

4. Das Trainingsziel des Laufanfängers ist die Verbesserung der aeroben Ausdauer

5. Im Leistungssport wird zusätzlich zum aeroben Stoffwechsel auch die anaerobe Kapazität trainiert

Lauftechnik

Laufen ist die grundlegende Bewegungsform vieler Sportarten. Wer schnell laufen kann, ist zum Beispiel im Fußballspiel eher am Ball. Wer zudem noch ökonomisch schnell läuft, spart auf Dauer viel Energie. Nachfolgende Beispielrechnung zeigt den potentiellen Nutzen des häufig unverstandenen und meist unbeliebten Techniktrainings. Ein durchschnittlicher Marathonläufer absolviert ca. 40000 Schritte. Eine kleine Technikverbesserung, die sich bei jedem Schritt mit einer Hundertstel Sekunde Zeitgewinn bemerkbar macht, würde bei einer solchen Frequenz 6 Minuten und 40 Sekunden Zeiteinsparung bringen. Ferner haben solche Wiederholungszahlen mit minimalen technischen Fehlern in den Bewegungsabläufen deutlich negative Auswirkungen auf die Endleistung.

Nicht nur das Vermeiden von Technikfehlern ist für die Laufleistung von Bedeutung, sondern ebenso das über die gesamte Laufzeit perfekte Zusammenspiel der an der Laufarbeit beteiligten Muskeln (inter- und intramuskuläre Koordination). Jeder Läufer kennt nach einer Stunde zügigen Laufens das Gefühl, dass die Beine schwer werden. Als Folge der Muskelschwache kommt es nicht nur zu einem Leistungsabfall in der ermüdeten Muskulatur, sondern auch zu einer Störung des bindegewebig muskulären Gesamtgefüges. Anders ausgedrückt führt eine schwache Muskulatur zwangsweise zu früher Ermüdung und somit selbst bei ansonsten guter Technik zu Technikfehlern, weil die optimale Körperhaltung nicht gehalten werden kann. Um Verletzungen und Überlastungsschäden zu vermeiden, sollte das Techniktraining von einem gezielten Krafttraining begleitet werden. Zur Verbesserung der Lauftechnik sollten den nachfolgend beschriebenen drei grundlegenden Technikmerkmalen und regelmäßig durchzuführenden Kräftigungsübungen besondere Beachtung gewidmet werden.

Technikmerkmale

1. Die Arme geben den Takt an

Der dynamische raumgreifende Schritt sehr guter Läufer geht mit einem starken Kniehub einher. Der Kniehub wiederum wird erheblich von der Armarbeit beeinflusst. Dies soll nachfolgendes Übungsbeispiel verdeutlichen. Versuchen Sie aus dem Stand auf der Stelle langsam zu traben. Danach erhöhen Sie die Armfrequenz bzw. vergrößern Sie die Armamplitude. Was passiert automatisch? Der Kniehub erhöht sich unwillkürlich. Aus dieser Beobachtung leitet sich die goldene Regel beim Laufen ab, nämlich dass die Taktgeber beim Laufen die Arme sind und nicht die Beine. Diese »Kreuzkoordination« hat sich der Mensch seitdem er gehen kann angeeignet. Rechter Arm vor, linker Fuß vor und umgekehrt (Abb. 3).

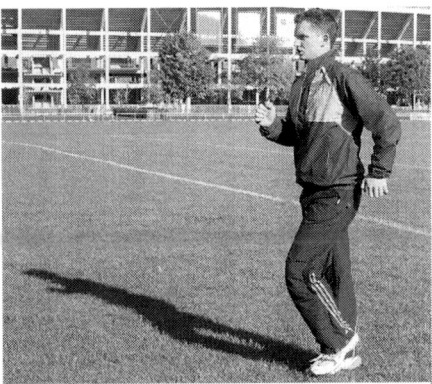

Abb. 3: Kreuzkoordination. Rechter Arm vor, linkes Bein vor und umgekehrt.

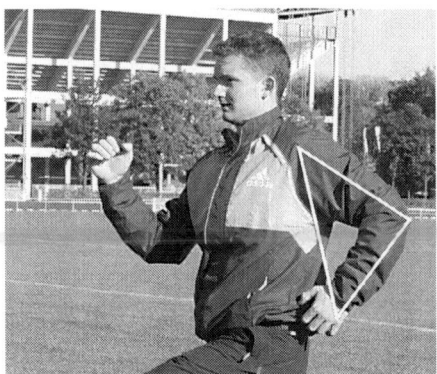

Abb. 4: Armdreieck. Das Schultergelenk, der Ellenbogen und die Hand bilden ein Dreieck. Die aktive Rückführung des Arms ermöglicht einen hohen Kniehub.

Je weiter der linke Arm nach hinten geführt wird, umso höher kommt das linke Knie nach oben. Betrachtet man Hobbyläufer, sieht man gehäuft das gleiche Bild. Die Hände bleiben beim Rückführen des Armes immer vor dem Körper. Topläufer führen beim lockeren Lauf die Hände mindestens bis zum Oberkörper. Um die Technik zu optimieren, hilft ein kleiner Techniktipp: die Hand mindestens bis zum Oberkörper rückführen, dann kommt der für einen raumgreifenden, dynamischen Bewegungsablauf erforderliche Kniehub von alleine. Dabei bilden Schultergelenk, Ellenbogen und Hände ein Dreieck. (Abb. 4).

Auf Grund verkürzter Brustmuskulatur ist die Armrückführung beim Laufen häufig eingeschränkt. Um den Bewegungsumfang der Arme bei der Rückführung zu verbessern, sollten Mobilisations- und Flexibilitätsübungen der oberen Extremität in das Trainingsprogramm aufgenommen werden.

2. Unterarme annähernd parallel

Jede Bewegung wird nach dem physikalischen Gesetz actio = reactio (3. Newton'sches Gesetz) immer eine Gegenbewegung in die entgegen gesetzte Richtung provozieren. Bewegt sich der linke Arm beim Vorschwung nach links oben, muss das rechte Bein zwangsläufig nach rechts arbeiten (Abb. 5). Die Folge dieser ungünstigen Armbewegung sind Kraftimpulse, die nicht in die Fortbewegungsrichtung zielen und insgesamt als Quellen für mögliche Energieverluste anzusehen sind. Zudem kann eine solche Rotation im Oberkörper zu unangenehmen orthopädischen Begleiterscheinungen wie Schmerzen in Knie und Rücken sowie Achillessehnenbeschwerden führen. Abhilfe schafft eine kleine, aber sehr effektive Technikverbesserung.

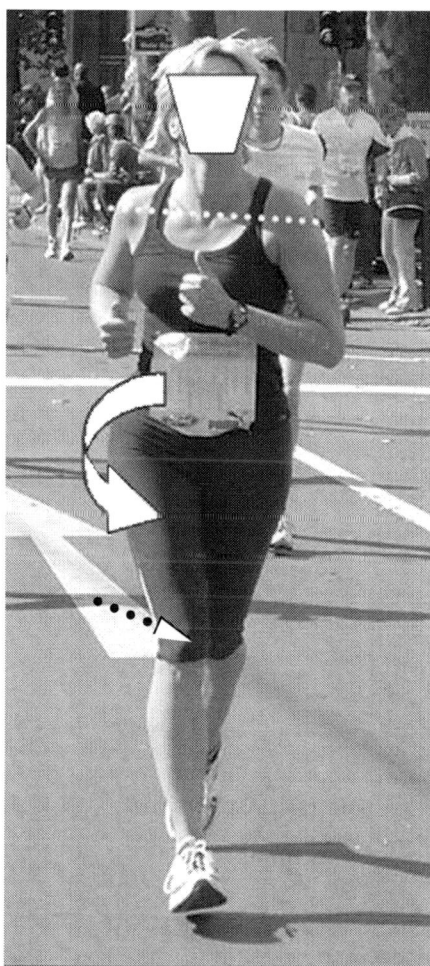

Abb. 5: Actio = reactio. Bewegt sich der linke Arm nach rechts oben, muss das rechte Knie nach links eine Ausgleichsbewegung durchführen.

Wenn die Unterarme annähernd parallel sind, werden die Ausgleichsbewegungen minimiert (Abb. 6).

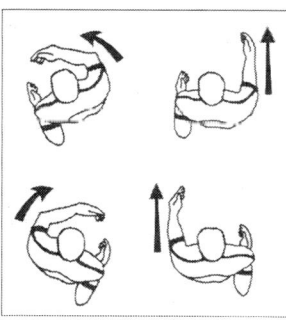

Abb. 6: Bei parallelen Unterarmen werden Ausgleichsbewegungen minimiert

3. Bleib locker

Die Anspannung von am eigentlichen Laufvorgang unbeteiligter Muskulatur (z.B. der Hand) kann zu muskulären Verspannungen und Energieverlusten führen. Auch dieses Phänomen ist eindrücklich mit einem Experiment darstellbar. Fühlen Sie bei einem Partner die Muskulatur unterhalb des Schlüsselbeins, wenn dieser seine Hände so fest wie möglich ballt. Dabei stellt man häufig fest, dass die Schultermuskulatur angespannt wird, obwohl bewusst lediglich die Handmuskulatur kontrahiert werden sollte. Das kostet Energie und Schulterbeschwerden können sich beim längeren Laufen einstellen. Merke: Die Armtechnik beeinflusst maßgeblich die Beintechnik.

Kräftigungsübungen

Eine Durchführung der nachfolgenden Kräftigungsübungen in jeder Trainingseinheit wäre optimal, da sie die Lauftechnik maßgeblich beeinflussen und vor Überlastung schützen können.

1. Kleine Muskeln – großer Effekt

Wer kennt nicht das Gefühl, wenn man in einer langen Warteschlange steht und die Beine müde werden. Man fängt an von einem auf das andere Beine zu wippen. Was ist passiert? Eine kleine Muskelgruppe hat die Kraft verlassen, die so genannte Abduktorengruppe (Mm. abductor medius et minimus). Diese halten die Schwungbeinseite unserer Hüfte beim Einbeinstand parallel zum Boden. Ermüdet diese Muskulatur beim Laufen nach einer Zeit, so kippt die Hüfte nach unten (Trendelenburg'sches Hinken, Abb. 7). Kompensatorisch muss das Standbein dagegen arbeiten, wodurch das Standbein nicht mehr achsgerecht belastet wird. Diese kompensatorische Fehlbelastung verbraucht Energie und führt zu Überlastungsschäden am Knie und an der Achillessehne.

Aus dieser Darstellung wird ersichtlich, dass es auch aus orthopädischer Sicht Sinn macht, über die Lauftechnik bzw. ein Kräftigungsprogramm nachzudenken. Abhilfe in diesem Fall schafft die Kräftigung der seitlichen Hüftmuskulatur. Im Liegen wird ein Bein ca. 20 – 30 mal im Winkel von ca. 30° abgespreizt (Abb. 8). Zusätzlich kann ein Gummiband, das um beide Knie gespannt wird, benutzt werden, um den Widerstand zu erhöhen.

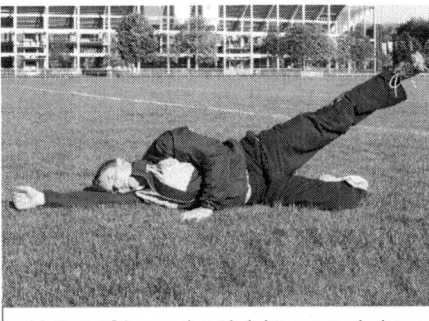

Abb 8: Kräftigung der Abduktorenmuskulatur.

2. Kräftigung der Rumpfmuskulatur

Eine kräftige Rumpfmuskulatur ist eine wichtige Voraussetzung, um den zyklisch arbeitenden Extremitäten ein Widerlager für ihre Arbeit zu bieten. Weiterhin können über den gut ausgebildeten aktiven Bewegungsapparat der Rumpfmuskulatur beim Laufen auftretende axiale Kräfte abgedämpft werden. Das Becken und die Wirbelsäule werden stabilisiert, wodurch eine Abkippung des Beckens sowie eine zu starke Hohlkreuzbildung oder andere Achsenabweichungen der Wirbelsäule vermieden werden können.

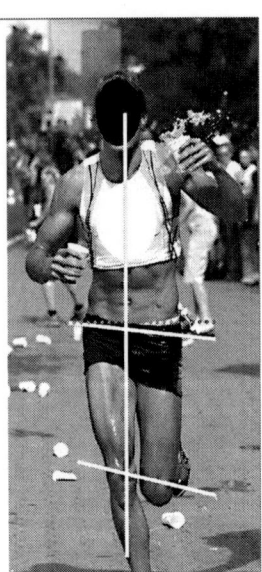

Abb. 7:
Ein Läufer mit ermüdungsbedingter Abduktoreninsuffizienz. Die Hüfte kann nicht dauerhaft waagerecht gehalten werden. Dadurch wird das Knie des Standbeins nicht mehr achsgerecht belastet. Häufige Folgen sind Knie- und Achillessehnenprobleme.

Abhilfe schafft hier ein kleines Kräftigungsprogramm der Bauch- und Rückenmuskulatur (Abb. 9, Abb. 10)

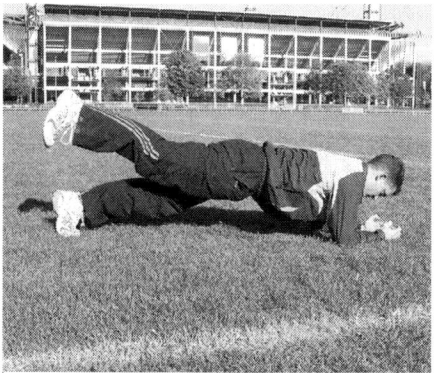

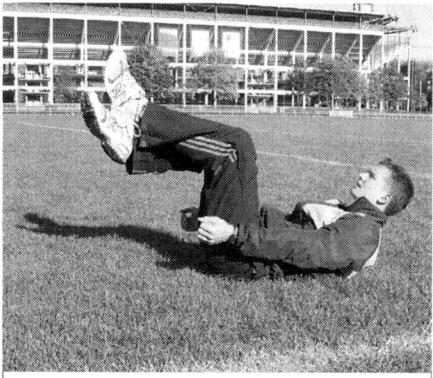

Abb. 9: Kräftigung der Rückenmuskulatur. Die Übung wird anfänglich 2x20-30 Sekunden gehalten. Im Trainingsverlauf wird die Haltezeit verlängert.

Abb. 10: Kräftigung der Bauchmuskulatur. Die Übung wird zuerst 2x15-20 mal wiederholt. Mit zunehmender Kraft wird die Anzahl der Wiederholungen erhöht.

Wichtiges für die Praxis:

1. Die Arme geben den Laufrhythmus vor

2. Starke Rotationsbewegungen der Arme und Beine um die Längsachse vermeiden

3. Unnütze Anspannung der Arm- und Handmuskulatur vermeiden

4. Durch ein Ausdauertraining begleitendes Kräftigungsprogramm der Hüftabduktoren und

5. ein Kräftigungstraining der Rumpfmuskulatur können

6. bei Anfängern Überlastungen durch eine schwache Muskulatur vermieden werden und

7. bei Leistungssportlern Zeitverluste minimiert werden.

Lauf ABC

Zur Lauftechnikschulung für erfahrene Läufer wird ein so genanntes Lauf-ABC durchgeführt. Diese Koordinationsläufe dienen der Ökonomisierung der Lauftechnik und sollen zudem weitere wesentliche Elemente der Lauftechnik verbessern.

Für eine »gute« Lauftechnik sind nachfolgende Merkmale von besonderer Bedeutung:

• ausgeprägtes »Armdreieck«
• vollständige Fuß-, Knie- und Hüftstreckung während der Abdruckphase
• hoher Kniehub mit raumgreifendem Schritt
• starkes Anfersen des von hinten nach vorn schwingenden Beines
• leichte Oberkörpervorlage.

Diese Kennzeichen dienen dem Trainer gleichzeitig als wesentliche Beobachtungsmerkmale zur Beurteilung der Qualität einer Lauftechnik. Die gängigsten Lauffehler lassen sich mit Koordinationsläufen über eine Distanz von 15 – 30 Metern beeinflussen bzw. beheben, wobei auf eine saubere Ausführung zu achten ist.

Übungsbeispiele

Da es bei den folgenden Übungen vor allem auf eine qualitative Ausführung ankommt, sollte diese im ausgeruhten und aufgewärmten Zustand vor einem

Trainingslauf trainiert werden. Nur so ist gewährleistet, dass der Athlet konzentriert und effektiv die Übungen durchführen kann.

Ballenlauf

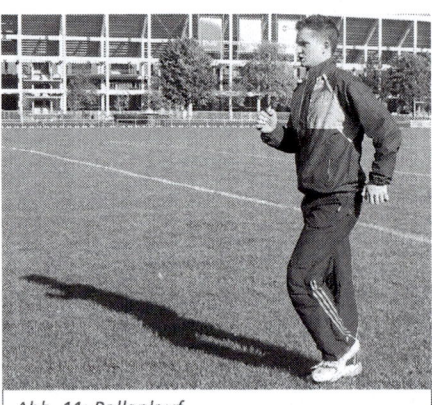

Abb. 11: Ballenlauf

Zur Verbesserung der Fußgelenksarbeit und der Körperstreckung wird der Ballenlauf trainiert (Abb. 11). Während sich ein Fuß auf der Fußspitze befindet und das Knie dabei leicht nach vorne bewegt wird, steht der andere Fuß auf der ganzen Fußsohle mit gestrecktem Knie. Aus dieser alternierenden Ausführung bewegt sich der Athlet zentimeterweise nach vorn. Diese Übung ist koordinativ sehr anspruchsvoll, so dass es sich bei Anfängern anbietet, den Wechsel zwischen Zehenspitzenstand und Sohlenstand zuerst im Stehen zu üben. Der Ballenlauf kann mit unterschiedlichen Schrittfrequenzen durchgeführt werden. Wesentliche Beobachtungspunkte sind die Fuß- und Kniestreckung und ein aktives Aufsetzen des Fußballens auf dem Boden. Der Kniehub und der Vortrieb sind relativ gering ausgeprägt, da nur sehr kleine Schritte gemacht werden. Die Arme arbeiten wechselseitig kreuzkoordiniert zu den Beinen. Zur Unterstützung der Ganzkörperstreckung können als Variation die Arme weit nach oben ausgestreckt werden. Hüfte, Schulter und Arme sind dabei nach oben gestreckt. Das Bild »einen Apfel vom Baum pflücken« erleichtert die Bewegungsausführung.

Skipping

geschwungen. Der Athlet nimmt eine leichte Oberkörpervorlage ein. Die Vorwärtsbewegung ist gering. Zur Unterstützung der Ganzkörperstreckung können die Arme weit nach oben gestreckt werden. Wie beim Ballenlauf können beim Skipping verschiedene Schrittfrequenzen trainiert werden. Dabei ist darauf zu achten, dass eine Schrittfrequenzerhöhung nicht zu einer Verschlechterung der technischen Ausführung führen darf. Abb. 13 zeigt ein typisches Fehlerbild beim hochfrequenten Skipping, bei dem die Hüfte einknickt und das Standbein nicht mehr vollständig gestreckt wird.

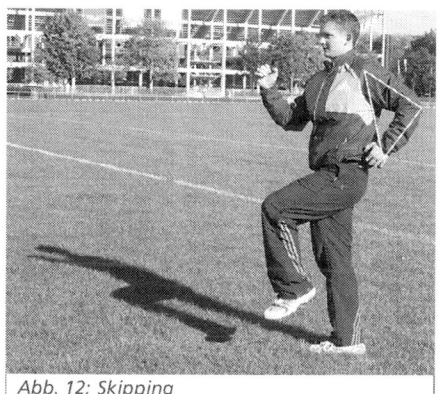

Abb. 12: Skipping

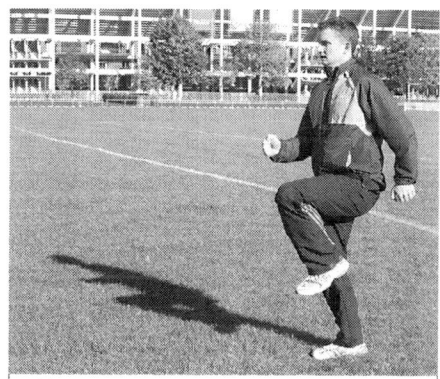

Abb. 13: Typisches Fehlerbild beim Skipping. Die Hüfte knickt bei höherer Bewegungsfrequenz ein und das Standbein wird nicht mehr vollständig gestreckt.

Beim Skipping (Abb. 12) wird der Kniehub im Vergleich zum Ballenlauf deutlich verstärkt. Der Oberschenkel des Schwungbeins ist nahezu waagerecht. Bei aktivem Fußaufsatz muss eine vollständige Fuß-, Knie- und Hüftstreckung erkennbar sein. Die Arme werden in leicht gebeugter Haltung wechselseitig

Kniehebelauf
Der Kniehebelauf unterscheidet sich vom Skipping durch einen noch höheren Kniehub. Der Oberschenkel des Schwungbeins wird horizontal angehoben.

Oberkörpervorlage, Fuß-, Knie- und Hüftstreckung sowie Ballenlauf bleiben erhalten. Die Armführung wird wechselseitig in Laufrichtung durchgeführt. Der Kniehebelauf ist gegenüber dem Ballenlauf und dem Skipping als deutliche Steigerung in Intensität und Schwierigkeitsgrad einzustufen und daher erst anwendbar, wenn die beiden ersten koordinativen Übungen beherrscht werden.

Anfersen

Beim Anfersen (Abb. 14) versucht der Läufer, aus einer leichten Oberkörpervorlage heraus mit den Fersen das Gesäß zu berühren. Die Füße werden nur über den Ballen aufgesetzt, und der Körper bleibt gestreckt. Eine Streckung in der Hüfte ist wichtige Voraussetzung für ein fehlerfreies Anfersen. Die Anfersefrequenz sollte hoch sein und kann einseitig oder wechselseitig trainiert werden. Die Vorwärtsgeschwindigkeit ist eher gering.

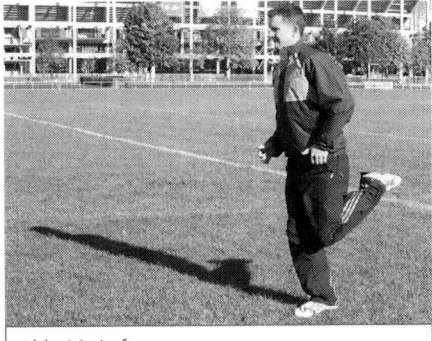

Abb. 14: Anfersen

Koordinationsläufe mit anschließenden Steigerungsläufen

Übergänge aus Lauf-ABC Übungen in den Sprint sollen einen Transfer der geübten Lauf-ABC Merkmale in den Sprint bzw. in den schnellen Lauf begünstigen. Der Übergang z.b. aus dem Kniehebelauf sollte flüssig in den Sprint übergehen. Dazu muss der Athlet die Frequenz des Kniehebelaufs beibehalten und kontinuierlich die Schrittlänge vergrößern. Oberkörpervorlage, Ballenlauf und Fuß-, Knie und Hüftstreckung bleiben erhalten. Der Schwerpunkt liegt auf dem fliegenden Übergang. Dabei sind Übergänge aus allen Koordinationsläufen mit einer Streckenlänge von 30–50 Metern möglich.

Bergabläufe

Bergab- und Bergaufläufe eignen sich nur für gut trainierte Läufer. Bergabläufe werden eingesetzt, um die Schrittlänge und die Schrittfrequenz des Athleten zu erhöhen. Der Lauf findet auf Grund des Gefälles unter erleichterten Bedingungen statt, da bei gleichem Krafteinsatz eine größere Schrittlänge erreicht werden kann. Mit Bergabläufen können Geschwindigkeiten erreicht werden, die auf der ebenen Strecke nicht erzielt werden können. Durch diese Art des Laufens kann die maximale Bewegungsgeschwindigkeit entwickelt werden. Die Belastung des Bewegungsapparates ist bei Bergabläufen sehr hoch. Daher sollten diese Übungen nur im ausgeruhten und gut aufgewärmten Zustand durchgeführt werden. Die Streckenlänge kann bei hohen Intensitäten bis zu 80 Meter betragen. Das Gefälle der Laufstrecke darf nicht zu stark sein. Zudem sollte ein planer Untergrund gewählt werden, um ein stolperndes Laufen zu verhindern. Übermäßiges Bergablaufen kann je nach Trainingsstand zu Überbeanspruchung des Bewegungsapparates führen und sollte daher dosiert eingesetzt werden.

Bergaufläufe
Bergaufläufe sind Läufe mit erhöhtem Widerstand. Der Schwerpunkt liegt auf der Ganzkörperstreckung. Darüber hinaus wird die Antriebsmuskulatur gekräftigt und somit die Beschleunigungsfähigkeit entwickelt. Die Streckenlänge sollte 40 – 50 Meter nicht übersteigen. Die Neigung der Strecke muss so gewählt werden, dass ein technisch »sauberer« Lauf noch möglich ist.

Wichtiges für die Praxis:

1. Die Übungen des Lauf-ABC sind koordinativ anspruchsvoll

2. Lauf-ABC im aufgewärmten und ermüdungsfreien Zustand durchführen

3. Lauf-ABC Training nicht länger als 10 – 15 Minuten durchführen

4. Bergab- und Bergaufläufe maximal ein Mal pro Woche trainieren

5. Armführung mit »Armdreieck«

6. Fuß-, Knie- und Hüftstreckung während der Abdruckphase

7. Hoher Kniehub mit raumgreifendem Schritt

8. Starkes Anfersen des Schwungbeins

9. Leichte Oberkörpervorlage

Festlegung der Laufgeschwindigkeit im Marathontraining

Eine typische Laktatleistungskurve (Abb. 15) weist einen relativ flachen Abschnitt, einen ansteigenden Abschnitt sowie einen steilen Abschnitt der Kurve auf. Auf der Grundlage basierend, dass Läufe in den verschiedenen Bereichen zu unterschiedlichen spezifischen Anpassungen führen, wird die Kurve in drei Trainingsbereiche (TB) aufgeteilt. Wir unterscheiden einen linken flachen TB1, einen mittleren TB2 und einen rechten steilen TB3. Die Laufgeschwindigkeit nimmt von TB1 bis TB3 zu, wobei die Laufgeschwindigkeit im TB3 deutlich höher als das Marathonlauftempo liegt (Abb. 15).

Je nach Fachautor oder Trainingskonzept werden teilweise andere oder umfangreichere Einteilungen vorgenommen. Im Trainingsalltag hat sich die Dreiteilung als sehr praktikabel erwiesen.

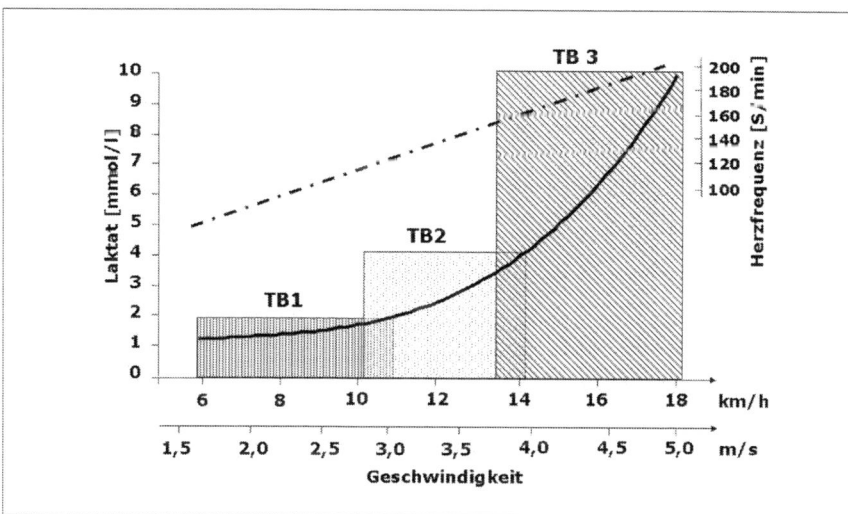

Abb. 15: Anhand der Geschwindigkeits-Laktatkurve sind drei Trainingsbereiche TB1-TB3 errechenbar. Der flache Anteil der Kurve wird dem TB1 (bis 2 mmol/l Laktat), der ansteigende Teil dem TB2 (2-4 mmol/l) und der steile Anstieg dem TB3 (> 4 mmol/l) zugeordnet.

Dabei haben die drei Bereiche folgende **Trainingseffekte:**

TB1: Verbesserung der submaximalen Leistungsfähigkeit, vor allem durch Anpassungen in der Muskulatur (Peripherie).

TB2: Verbesserung der maximalen Sauerstoffaufnahme und somit Erhöhung der maximalen Ausdauerleistungsfähigkeit über Anpassungen des Herzens.

TB3: Verbesserung des Stehvermögens über Anpassungen des Puffersystems.

Die drei Trainingsbereiche können wie folgt festgelegt werden:

1. Durch einen Stufentest mit Laktatmessung (eine ausführliche Beschreibung erfolgt im Abschnitt Testverfahren). Hierbei wird der TB1 bei Laufgeschwindigkeiten unter 2 mmol/l, der TB2 zwischen 2–4 mmol/l (im ansteigenden Anteil der Kurve) und der TB3 jenseits von 4 mmol/l festgelegt (Abb.15).

2. Für Fortgeschrittene gibt es eine sehr einfache Möglichkeit das TB1 Tempo herauszufinden. Die Geschwindigkeit, welche bei einem sehr langen Ausdauerlauf (z.B. 2 Stunden) konstant aufrecht gehalten werden kann, entspricht dem TB1 Lauftempo. Dies entspricht der Dauerleistungsgrenze, bei der Energiebedarf und Energiedeckung auf aerobem Weg in einem Gleichgewicht stehen (Steady State).

3. Anfänger können relativ gut ihr TB1 Tempo bestimmen, indem sie ein Tempo wählen, bei dem eine Unterhaltung problemlos möglich ist. Hier heißt das Motto: »Laufen ohne zu schnaufen«.

4. Über die Atem-Schritt-Frequenz ist zusätzlich eine Intensitätssteuerung möglich. Je nach Atemfrequenz und Zuordnung zu verschiedenen Schrittfrequenzen variiert die Intensität zwischen TB1 und TB2. Beim Lauftempo, bei dem auf drei Schritte die Einatmung und auf drei Schritte die Ausatmung erfolgt, wird im 3/3er Rhythmus und somit eher im TB2 trainiert. Im 4/4er Rhythmus wird der TB1 trainiert.

5. Im sportpraktischen Alltag haben sich zahlreiche Formeln zur Festlegung der optimalen Trainingsherzfrequenz entwickelt (Formeln von Hollmann, Lagerstroem und Karvonen). Die Vielzahl der Formeln deutet bereits darauf hin, dass die Herzfrequenz als einziges Einteilungskriterium unzureichend ist. Dennoch geben die genannten Formeln dem Anfänger eine Orientierung (z.B. nach Hollmann: 180 – Lebensalter), mit der eine Überlastung für viele Laufanfänger vermieden werden kann.

6. Der Übergang von TB2 zu TB3 entspricht in etwa der Geschwindigkeit eines 10 km Wettkampfs. Das ist ein Tempo, welches ungefähr 40–60 Minuten aufrecht gehalten werden kann. Das TB3 Tempo hat für den Bereich der Grundlagenausdauer kaum Bedeutung.

Laktatdiagnostik
Testdurchführung

In der Sportmedizin haben sich die biologischen Belastungsparameter Herzfrequenz (Hf) und Laktat (La) als die Basisgrößen zur Steuerung des Trainings etabliert. Gemeinsam spiegeln sie die

Intensität und Effektivität eines Ausdauertrainings ausreichend wider.

Die Messung der **Herzfrequenz** erfolgt entweder durch Tasten des Pulses am Handgelenk oder an der Halsschlagader. Alternativ kann die Herzfrequenzmessung mit Pulsuhren durchgeführt werden. Das Messgerät ist in einem Brustgurt integriert. Nach Sendung der Messwerte an eine Armbanduhr kann dort die aktuelle Hf abgelesen werden. Die Laktatbestimmung ist technisch einfach und für den Probanden wenig schmerzhaft. Die Blutentnahme erfolgt wie beim Diabetiker zur Zuckerbestimmung aus dem Ohrläppchen oder der Fingerbeere. Rechtlich darf die Blutentnahme nur durch fachgerecht geschultes Personal nach ärztlicher Anweisung erfolgen. Sie darf daher nur nach entsprechender Aufklärung über mögliche Risiken, Einwilligung des Probanden/Patienten und unter ärztlicher Kontrolle erfolgen. Die Blutentnahme und Analyse ist so einfach, dass sie ggf. durch den Sportler selbst durchgeführt werden kann. Hier-

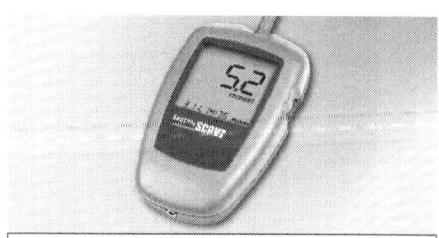

Abb. 16: Laktat Scout der Firma EKF

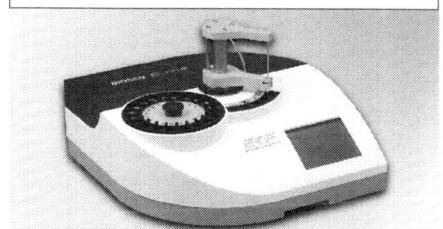

Abb. 17: Mit dem Laktatanalysegerät BIOSEN C_line Clinic der Firma EKF können mehr als 100 Proben pro Stunde gemessen werden.

zu stehen relativ günstige und einfach zu bedienende Geräte wie der Laktat Scout zur Verfügung (Abb. 16). Sollten aus kommerziellen oder wissenschaftlichen Gründen Proben in größeren Mengen analysiert werden, stehen sehr präzise messende Laborgeräte zur Verfügung (Abb. 17).

Abb. 18:
Typische grafische Darstellung der Herzfrequenz (Hf) und des Laktatwertes (La) bei einem Stufentest. Die Dauer der Stufe bzw. die Streckenlänge sollten so gewählt werden, dass das im Muskel gebildete La tatsächlich in den Blutkreislauf gelangen kann.

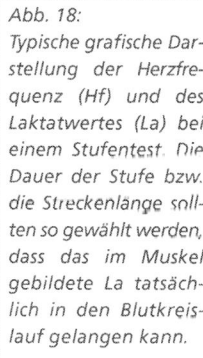

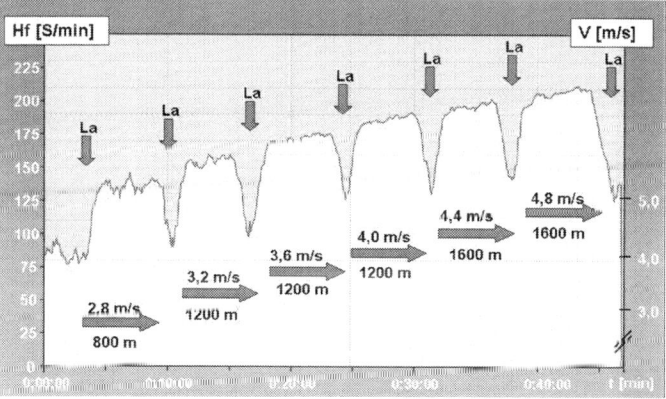

Moderne leistungsdiagnostische Untersuchungsverfahren im Ausdauertraining verlaufen häufig nach dem gleichen Prinzip. Dabei werden die kapillaren Blutlaktatkonzentrationen und die Hf bei stufenförmig ansteigender Belastung gemessen. Aufgrund des stufenförmigen Belastungsanstiegs wird dieses Testverfahren als Stufentest bezeichnet. Innerhalb bestimmter zeitlicher Intervalle wird die Belastung (Geschwindigkeit/Wattleistung) bis zur subjektiven Erschöpfung gesteigert. Am Ende jeder Belastungsstufe wird dem Sportler Blut aus dem Ohrläppchen zur La-Analyse entnommen und parallel die Hf gemessen (Abb. 18).

Bei der Auswertung werden La, Hf und Belastungsintensität zueinander in Beziehung gesetzt und in einem Koordinatensystem dargestellt. Die einzelnen La-Werte beschreiben bei zunehmender Laufgeschwindigkeit einen exponentiellen und für die Hf im submaximalen Belastungsbereich einen linearen Anstieg (Abb. 15). Beim Erreichen des Bereiches der maximalen Hf kann die Hf nicht weiter ansteigen und es kommt zum Belastungsabbruch.

Durch Interpolation der La-Werte unterhalb von 2 und oberhalb von 4 mmol/l erhält der Läufer für seine Trainingsbereiche entweder eine Laufgeschwindigkeit (z. B. Zeit pro Kilometer) oder einen Trainingsherzfrequenzbereich für das Marathontraining bzw. Gesundheitstraining zugewiesen.

Testverfahren

Laufbandstufentest

Beim Laufbandtest im Labor wird die Geschwindigkeit des Laufbands in regelmäßigen Zeitintervallen stufenweise

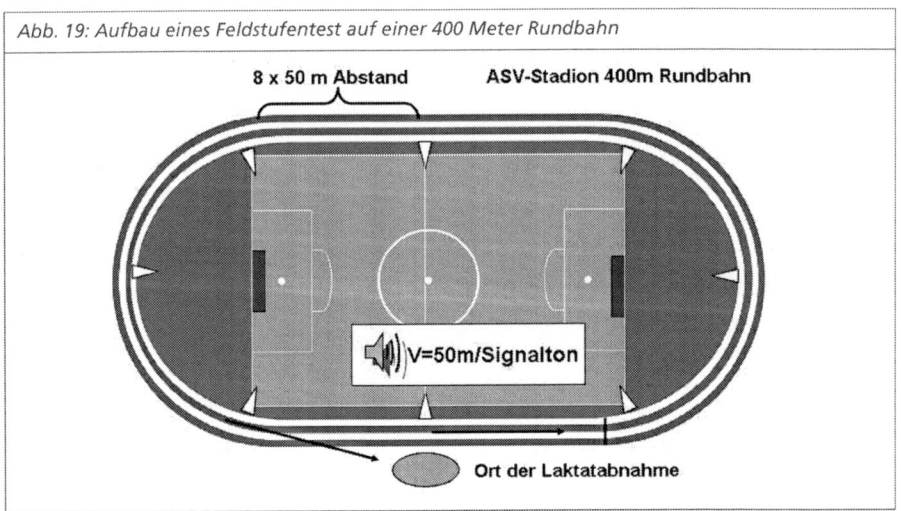

Abb. 19: Aufbau eines Feldstufentest auf einer 400 Meter Rundbahn

8 x 50 m Abstand   ASV-Stadion 400m Rundbahn

V=50m/Signalton

Ort der Laktatabnahme

erhöht. In der Regel wird die Geschwindigkeit im 3–5 Minuten Takt um 0,3 bis 0,5 m/s erhöht. Die Anfangsgeschwindigkeit orientiert sich am Leistungsstand des Sportlers. Anfänger beginnen zum Teil bei 1,8 m/s, wohingegen Leistungssportler bei 3,0 m/s einsteigen können. Um den Luftwiderstand im Labor zu simulieren, wird eine Steigung von 1 % eingestellt. Das Laufen auf einem Laufband stellt für viele Läufer eine ungewohnte, koordinativ anspruchsvolle Bewegung dar. Die fremde Bewegungsform führt zu einer höheren muskulären Aktivierung, wodurch die Herzfrequenz und Laktatwerte ebenfalls erhöht sein können. Deswegen können Labordaten im Vergleich zu Tests im Feld und zur sportartspezifischen Testung variieren.

Feldstufentest
Um eine möglichst sportartspezifische Belastung durchzuführen, kann aus den oben genannten Gründen ein so genannter Feldstufentest (FST) durchgeführt werden.
Wie der Name schon sagt, handelt es sich um einen »Outdoor-Test«. Er wird auf einer Rundbahn (400 Meter) oder auf einer flachen, abgemessenen Strecke absolviert. Die 400 Meter Runde ist in acht gleichlange 50 Meter Abschnitte aufgeteilt, die mit Pylonen markiert werden (Abb 19). Ähnlich dem Labortest muss sich der Athlet pro Geschwindigkeitsstufe 3–5 Minuten belasten. Wie im Labortest kann die Stufenlänge an den Trainingszustand angepasst werden. Je

untrainierter die Testpersonen sind, umso kürzer kann auch die Stufendauer sein. Innerhalb dieses Zeitintervalls sollte die Laktatkonzentration im Blut einen konstanten Wert erreicht haben. Zwischen den Stufen wird eine 30-sekündige Pause zur Blutlaktatabnahme aus dem Ohrläppchen genutzt. Während des gesamten Tests wird die Hf mit einem telemetrischen Sende- und Empfangsgerät erfasst oder zum Ende jeder Stufe handschriftlich notiert. Die Belastungssteigerung pro Stufe beträgt 0,3–0,5 m/s. Damit die Geschwindigkeiten in jeder Stufe eingehalten werden, gibt ein elektronisch gesteuerter Signalgeber durch einen Hupton alle 50 Meter die Geschwindigkeit vor. Der Athlet muss sich mit Ertönen des akustischen Signals eine Pylone weiter bewegt haben. Abweichungen von ± 5 Meter zur Pylone sind tolerabel. Wichtig ist jedoch ein gleichmäßiges Tempo während der einzelnen Belastungsstufen. Eine auf Grund falsch eingeschätzter Laufgeschwindigkeit zu Beginn einer neuen Stufe entstandene Distanz von mehr als 5 Metern zur Pylone sollte allenfalls langsam und kontinuierlich aufgeholt werden. Besser wäre es, einen bei der ersten Pylone bestehenden Abstand bis zum Ende der Stufe konstant zu halten. Zwischensprints sind zu unterlassen, um eine zusätzliche Laktatproduktion zu vermeiden. Der Test dauert entweder so lange bis die Geschwindigkeit nicht mehr gehalten werden kann oder bis zur subjektiven Erschöpfung des Athleten.

Bei einem FST können im Vergleich zum Labortest auf dem Laufband mehrere Athleten gleichzeitig getestet werden. Dieser Testaufbau eignet sich vor allem bei Spielsportarten, bei denen mehrere Spieler parallel getestet werden können. Je mehr Testpersonal zur Blutentnahme anwesend ist, desto mehr Athleten können gleichzeitig untersucht werden. Dabei können maximal zwei Athleten von einem Laktatabnehmer betreut werden, da nicht mehr als zwei Blutproben in der 30-sekündigen Pause entnommen werden können. Ein weiterer Testdurchführer ist zur Bedienung des Signalgebers einzuplanen.

Vorteile eines FST

Der FST ermöglicht eine exakte Festlegung der Trainingsherzfrequenzbereiche und Geschwindigkeiten für die verschiedenen Trainingsbereiche (TB1-TB3). Ein FST ist vergleichbar schnell und mittlerweile relativ kostengünstig durchzuführen. Er ermöglicht bei engmaschig wiederholter Durchführung eine genaue Dokumentation der Leistungsentwicklung und kann Fehlentwicklungen frühzeitig erkennen lassen. Somit können sowohl beim Hobbysportler als auch beim Leistungssportler Trainingsfehler erkannt werden. Zudem ermöglicht er eine relativ exakte Endzeitprognose für Langstreckenläufe und hilft Tempovorgaben für den Wettkampf festzulegen. Es hat sich herausgestellt, dass die in einem Stufentest ermittelte Geschwindigkeit bei 2,5 mmol/l Laktat eine sehr exakte Endzeit im Marathonlauf prognostiziert.

Nachteile des FST

Nur eine sehr standardisierte Testwiederholung erlaubt einen Vergleich der Messwerte. Um vergleichbare Werte innerhalb eines Saisonverlaufs zu bekommen, müssen Bodenbeschaffenheit und Witterungsbedingungen berücksichtigt werden. Auf Grund der höheren Dämpfung führt ein weicher Boden (Rasen) im Gegensatz zu einem Tartanbelag zu einem erhöhten Energieverbrauch und beeinflusst somit die Messwerte ebenso wie erhöhte Tagestemperaturen und böige Windverhältnisse. Um aus den Messbedingungen resultierende Fehler zu vermeiden, müssen die Tests so standardisiert wie möglich durchgeführt werden.

Wichtiges für die Praxis

1. Keine anstrengenden Belastungen am Tag vor einem Laktattest

2. Ausgeruht an den Start gehen

3. Zwei Stunden vor dem Test keine größere Mahlzeit zu sich nehmen

4. Ruhelaktatabnahme vor dem Test

5. Testvergleiche sind nur bei standardisierten Bedingungen erlaubt

6. Keine besonderen Diäten vor dem Test absolvieren (Kohlenhydratmangel bzw. – »loading« verfälschen die Laktatwerte)

7. Ausreichend trinken

Belastungsumfang im Marathontraining

Ein leistungsorientierter Ausdauersportler absolviert einen Jahresgesamtumfang von 2000 km und mehr. Von diesen 2000 km entfallen 75% auf das TB1 Training (1500 km), 5 – 10% (100-200 km) auf das TB2 Training und 15 – 20% auf das TB3 Training (300-400 km).

Hoch ausdauertrainierte Profiathleten, die einen hohen TB2 Anteil am Gesamttrainingsumfang haben, sind weniger erfolgreich als Topathleten, die bewusst moderat (TB1) und gleichzeitig den hochintensiven TB3 Bereich trainieren. Wir nennen diese »Volumenmischung« aus TB1 Training gepaart mit hochintensiven TB3 Trainingseinheiten **bipolares Training** (Abb. 20). Es ist zu beachten, dass diese Form des Trainings nur für Hoch-Ausdauertrainierte geeignet ist. Beim Anfänger sollte der Prozentsatz am TB1 noch höher (85 – 95%) sein.

Bei einem wiederholten dauerhaften TB2 Training besteht die Gefahr, dass die Regenerationszeiten zwischen den einzelnen Trainingseinheiten nicht ausreichend lang sind. Dadurch können sich die Glykogenspeicher chronisch entleeren, wodurch eine Stagnation oder sogar ein Abfall der Ausdauerleistungsfähigkeit eintreten kann. Anders ist es bei hochintensiven Belastungen im TB3. Der dabei produzierte hohe Laktatspiegel zwingt schon sehr viel früher zum Belastungsabbruch als beim Training im TB2. Somit werden die Glykogenspeicher relativ »geschont«.

Entsprechend des bipolaren Trainings sollte ein Marathontraining zunächst mit einem hohen Anteil an TB1 Training begonnen werden. Der Versuch, schnellere Erfolge erreichen zu wollen, indem man den Anteil des TB2 Bereichs erhöht, ist langfristig zum Scheitern verurteilt. Erst über das TB1 Training ist es möglich, eine stabile Stoffwechselgrundlage für den TB2 und TB3 sowie die Marathondistanz zu legen.

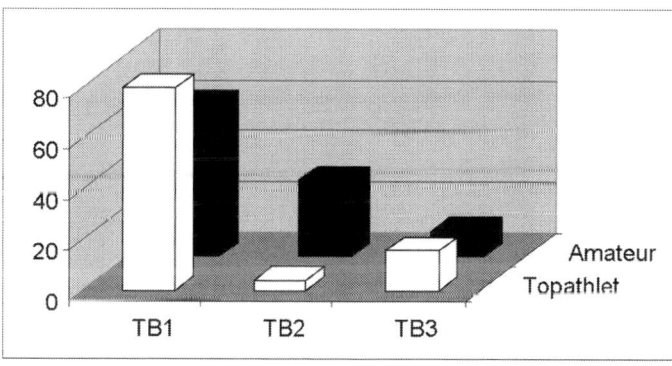

Abb. 20:
Prozentualer Anteil der TB1-3 am Gesamttrainingsumfang von Topathleten und Amateuren

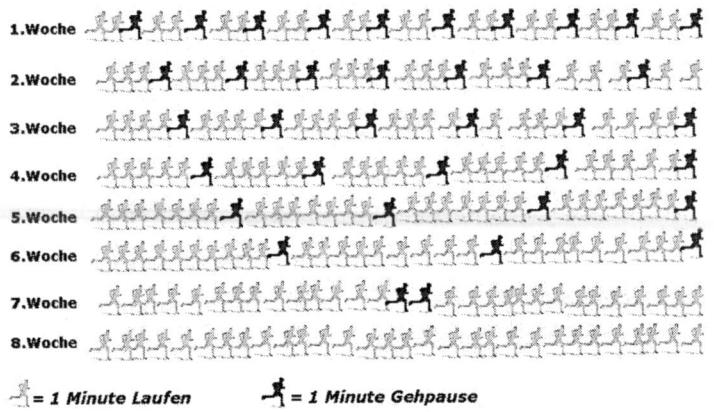

1.Woche	
2.Woche	
3.Woche	
4.Woche	
5.Woche	
6.Woche	
7.Woche	
8.Woche	

= 1 Minute Laufen   = 1 Minute Gehpause

Abb. 21 : Methodischer Trainingsaufbau für einen Laufanfänger nach der extensiven Intervallmethode. Für einen Laufanfänger ist es in der Regel unproblematisch nach 8 – 10 Wochen mit 2 – 3 Trainingseinheiten pro Woche 30 Minuten am Stück locker zu traben bzw. zu joggen.

Diese kürzeren, schnelleren Einheiten sind eine Abwechslung im Training, fordern und entwickeln das Koordinationsvermögen durch verbesserte Lauftechnik und erhöhte Frequenzschnelligkeit.

Belastungsumfang eines Laufanfängers

Unsere Vorfahren, als Jäger und Sammler, waren es gewohnt lange Distanzen zurückzulegen. In unserer modernen Gesellschaft sind diese alltäglichen Distanzen nicht mehr üblich, so dass die Anpassungen an das Alltagsleben zu einer reduzierten körperlichen Leistungsfähigkeit führen. Daher müssen der Stoffwechsel und vor allem der Bewegungsapparat des Laufanfängers beim Beginn sportlicher Aktivitäten langsam und kontinuierlich an längere Belastungen angepasst werden. Vor allem die Gelenke bilden die schwächsten Glieder. Sie benötigen eine entsprechend lange Anpassungszeit, um Läufe über längere Distanzen unbeschadet zu meistern.

Der Anfänger muss zuerst seinen TB1 langsam entwickeln. Das »langsam« steht in diesem Fall für das Motto! Methodisch kann der Anfänger am besten mit einem extensiven Intervalltraining anfangen (Abb. 21). Das hat den Vorteil, dass die Pausenzeiten relativ gesehen lang sind und die Belastung des passiven Bewegungsapparates durch den Wechsel von Gehen und Traben gering gehalten werden kann. Im weiteren Verlauf können die Gehintervalle verkürzt und anschließend aufgegeben werden, so dass nach einiger Zeit mit der extensiven Dauermethode trainiert werden kann.

Trainingsmethoden

Je nach Umfang, Dauer, Intensität und Dichte des Trainings können unterschiedliche Trainingseffekte erzielt werden. Um diese Trainingseffekte auszulösen, werden nachfolgende Trainingsmethoden angewendet:

- Dauermethode (extensiv und intensiv)
- Intervallmethode (extensiv und intensiv)
- Fahrtspiel (variable Dauermethode)

Dauermethode (DM)

Die DM ist durch eine lang andauernde, gleichmäßige Belastung gekennzeichnet. Bei der DM steht die Verbesserung der aeroben Kapazität im Vordergrund. Mit der Variation von Umfang und Intensität sind bei der extensiven und intensiven DM unterschiedliche Trainingseffekte zu erzielen.

Extensive Dauermethode

Die Belastungsintensität bei der extensiven DM ist durchweg leicht bis mittel. Die Intensität wird durch die Hf bei der im Stufentest erbrachten Leistung bei 2 mmol/l Blutlaktat oder anhand der naiven Steuerungsmethoden (4er Atemrhythmus sowie »Laufen ohne zu schnaufen«) festgelegt. Dies entspricht dem TB1. Je nach individueller Leistungsfähigkeit sollte die Dauer der Belastung 10 – 120 Minuten betragen. Die hauptsächlichen Trainingseffekte der extensiven Dauermethode sind:

- Ökonomisierung der Herzkreislauftätigkeit durch Senkung von Belastungs- und Ruhepuls
- Verbesserung der peripheren Durchblutung durch erhöhte Kapillarisierung
- Qualitative Verbesserung des aeroben Kohlenhydrat- und Fettstoffwechsels

Die Dauer der extensiven DM beträgt im Gesundheits-Fitnesstraining 10 – 45 Minuten, zur Regenerationsbeschleunigung nach intensiven Trainingseinheiten 15 – 30 Minuten sowie zum Fettstoffwechseltraining > 60 Minuten.

Intensive Dauermethode

Die intensive DM wird mit mittlerer bis submaximaler Belastungsintensität trainiert. Dies entspricht dem TB2 Tempo. Dabei wird die Hf anhand der im Stufentest erbrachten Leistung bei 2 – 4 mmol/l Laktat definiert. Im oberen Intensitätsbereich bei 4 mmol/l Laktat werden fast ausschließlich Kohlenhydrate (KH) zur Energiebereitstellung genutzt.

Da die KH begrenzt vorliegen, kann die Belastung nur bis zum Verbrauch der KH-Depots aufrecht gehalten werden. Die Entleerung der KH-Speicher erfolgt nach etwa 60 Minuten und geht mit einem Abbruch der Belastung oder mit einer Reduktion der Intensität einher. Die Wiederauffüllung der KH-Depots nach intensiven Dauerbelastungen hängt vom Trainingszustand ab und dauert in der Regel 3 – 4 Tage. Je nach Intensität und Trainingszustand sollte die intensive Dauermethode 20–60 Minuten trainiert werden. Um eine chronische Entleerung der KH-Depots zu vermeiden, sollten lang andauernde Trainingseinheiten mit der intensiven Dauermethode maximal 1 x pro Woche angewendet werden.

Die hauptsächlichen Effekte der intensiven DM sind:

- Erhöhte Nutzung des Glykogens (Kohlenhydrate) im aeroben Stoffwechsel
- Vergrößerung der Glykogenspeicher
- Verbesserung der Leistungsfähigkeit der an der Laktatproduktion und -beseitigung beteiligten Enzyme
- Hypertrophietraining des Herzmuskels
- verbesserte Kapillarisierung

Intervallmethode
Die Intervallmethode ist durch einen systematischen Wechsel von Belastungs- und Erholungsphasen gekennzeichnet. Auch diese Methode kann extensiv oder intensiv durchgeführt werden. Das extensive Intervalltraining ist vor allem durch einen hohen Trainingsumfang und relativ geringe Intensität, das intensive Intervalltraining durch relativ geringen Umfang und hohe Intensität gekennzeich-

net. In der Regel werden zwischen den jeweiligen Intervallen so genannte »lohnende Pausen« eingeschaltet (Abb. 22).

Unmittelbar nach Leistungsende fällt die Hf rasch ab. Die Rückkehr vom Leistungspuls auf Ruhepulshöhe nimmt unverhältnismäßig viel Zeit in Anspruch und wird deshalb als »nichtlohnende Pause« bezeichnet. Eine **lohnende Pause** dauert so lange, bis die Herzfrequenz in den Bereich von 110–150 S/min gesunken ist. Danach kann ein erneutes Intervall angesetzt werden. Es ist jedoch unmöglich, eine für jeden Athleten oder Anfänger gültige universelle Hf anzugeben, die das Ende der lohnenden Pause signalisiert, weil das Hf-Verhalten abhängig vom Leistungsstand, von der Tagesform, der genetischen Voraussetzung und dem Alter individuell variiert. Bei der lohnenden Pause erholt sich der Organismus im ersten Drittel der Erholungsphase etwa zu zwei Dritteln. Bei der unvollständigen Erholung wird nur dieses erste Drittel genutzt. Würde man, wie bei der »nichtlohnenden Pause« länger warten, würden sämtliche Herz-Kreislaufgrößen, Regulationsmechanismen und

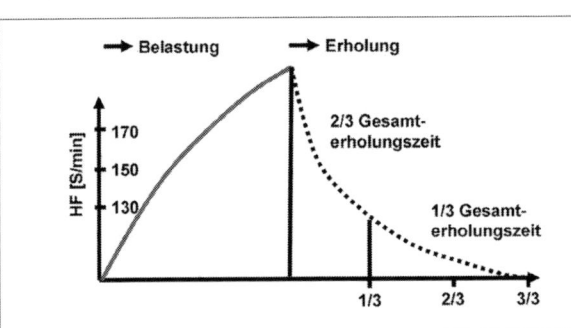

Abb. 22:
Prinzip der lohnenden Pause. Im ersten Drittel der Erholungsphase nach einer Belastung ist der Athlet bereits zu 2/3 erholt.

Energiegewinnungsstadien auf das Ruheniveau absinken. Um dies zu verhindern, wird frühzeitig unter Berücksichtigung der lohnenden Pause das nächste Intervall begonnen.

Die Intervallpause ist umso kürzer, je besser der Trainingszustand des Athleten ist und je kürzer die Tempostrecke ist. Als Faustregel gilt, dass für Anfänger die Strecke der Trabpause die gleiche Länge wie die Tempostrecke haben sollte. Mit fortschreitendem Trainingszustand kann die Trabpause auf die Hälfte oder bei langen Tempoläufen sogar auf ein Zehntel verkürzt werden. Die Pausen werden in der Regel »aktiv« durch Gehen oder Traben gestaltet, um das angehäufte Laktat durch den aeroben Stoffwechsel schneller abzubauen.

Die hauptsächlichen Effekte der **extensiven Intervallmethode** sind:

• Verbesserung der aeroben Kapazität durch erhöhte Nutzung des aeroben Stoffwechsels
• Ökonomisierung der Durchblutung und Verbesserung der Kapillarisierung der Muskulatur

Die eingestreuten Pausen geben den Läufern die Möglichkeit zur Erholung. Muskulatur, Knochen, Sehnen und Bänder werden geschont und durch das Vermeiden von Ermüdungszuständen kann eine korrekte (Lauf-)Technik nach den Pausen erneut durchgeführt werden. Auf

Grund dieser Effekte wird die extensive Intervallmethode vor allem im Anfängertraining angewendet.

Die hauptsächlichen Effekte der **intensiven Intervallmethode** sind:

• Verbesserung der anaeroben Kapazität
• Verbesserung der maximalen Sauerstoffaufnahme
• Vergrößerung des Herzvolumens
• Verbesserung des »Stehvermögens« vor allem bei laktaziden Belastungen durch eine verbesserte Laktat-Pufferkapazität

Die intensive Intervallmethode ist eine sehr anstrengende Trainingsmethode, deren dosierte Anwendung im Trainingsprozess eine entscheidende Bedeutung haben kann. Wird das intensive Intervalltraining allerdings forciert eingesetzt und gleichzeitig ungenügend auf die Regeneration geachtet, sind Leistungseinbrüche und Verletzungen vorprogrammiert. Im Bereich der Grundlagenausdauer findet die intensive Intervallmethode keine Anwendung. Deshalb wird auf eine genauere Darstellung dieser Methode verzichtet.

Fahrtspiel

Das »Fartlek« (Fahrtspiel) wurde 1930 von Gösse Holmér in Schweden beschrieben. Es bedeutet eigentlich »Spiel mit der Geschwindigkeit« und dem Trainingsgelände. Es ist eine abwechslungsreiche

Trainingsmethode im Ausdauertraining und wird gerne in den Trainingsprozess eingebaut. Das Fahrtspiel findet geländeangepasst unter Nutzung von Hügeln (bergauf, bergab), unterschiedlichen Böden (Sand, Asphalt, Rasen) oder Baumreihen (Slalomläufe) statt. In der Regel wird ein »programmiertes« Fartlek an gewandt, bei dem verschiedenartige Intervallbelastungen vorgesehen sind, z.b. Bergauf-Sprint gefolgt von langsamem Traben, anschließend lockerer Lauf über eine Wiese, mittleres Tempo bis zu einer Schranke, usw. Auf kurze, schnelle Passagen folgen jeweils Abschnitte, in denen getrabt wird.

Je nach Leistungsvermögen und Trainingsziel wird eine mittlere bis submaximale Intensität gewählt. Die Dauer eines Fahrtspiels beträgt 45 – 90 Minuten. Die erhofften Effekte des Fahrtspiels sind je nach Geländebeschaffenheit und Inhalten eine Kombination der Trainingseffekte der extensiven und intensiven DM sowie der Intervallmethode:

- verbesserte Umstellungsfähigkeit zwischen »rein« aerober und aerob-anaerober Energiebereitstellung, wobei sowohl die Fettverbrennung als auch die reine Glykogenverbrennung aktiviert werden
- Verbesserung der inter- und intramuskulären Koordination durch verbesserte Umstellungsfähigkeit von niedrig-intensiven Lauffrequenzen auf hochfrequente Bewegungsmuster

Beispiel eines Intervalltrainings beim Marathontraining

Bei dem Intervalltraining eines Marathonläufers werden intensive Strecken mit höherem Tempo als im Wettkampf trainiert. Ziel eines Intervalltrainings sollte sein, alle Intervalle mit konstant hoher Intensität zu absolvieren. Im Trainingsalltag werden oftmals die Anfangsintervalle zu intensiv begonnen, so dass die restlichen Intervalle nicht mehr mit derselben Geschwindigkeit gelaufen werden können. Um eine unrealistische Auswahl von Intensität, Dauer, Dichte und Umfang des Intervalltrainings eines ambitionierten Marathonläufers zu vermeiden, sollte vor dem Intervalltraining ein 10 Kilometer Testwettkampf durchgeführt werden. Beendet der Athlet einen 10 Kilometer Testwettkampf in 40 Minuten, wäre er mit entsprechender Pausenzeit (lohnende Pause als aktive lockere Trabpause) mit einem 10 x 1000 Meter Intervalltraining in 4 Minuten/Kilometer unterfordert. Würde er dagegen die ersten Intervalle mit 3:30 Minuten/Kilometer beginnen, könnte er das Tempo innerhalb der Intervalle nicht lange aufrecht halten, weil eine Kilometerzeit von 3:30 Minuten/Kilometer deutlich über seinem derzeitigen Leistungsvermögen wäre. Zur richtigen Auswahl der Intervallintensität hat sich eine 3 – 5%ige Steigerung des 10 Kilometer Wettkampftempos als realistisch erwiesen. Bei einem 40 Minuten-Läufer über 10 Kilometer wäre dies eine Intervallbelastung von

3:52 Minuten/Kilometer..Somit wäre ein Intervalltraining von 10 x 1000 Meter mit 3:52 Minuten/Kilometer und einer Pause von ca. 2:30 Minuten sehr gut realisierbar.

10.000 Meter Weltrekord

Als motivierendes Gruppentraining im Rahmen eines Intervalltrainings bietet es sich an, einen 10 Kilometer Weltrekordlauf durchzuführen. Ziel ist es in einer Pendel- oder Rundenstaffel den aktuellen 10 km Weltrekord mit mehreren Teilnehmern (TN) zu unterbieten. Wie bei einem »klassischen« Intervalltraining werden je nach Staffelteilnehmer unterschiedlich viele Intervalle mit unterschiedlicher Pausenzeit gelaufen. Die Intervallzeiten entsprechen den jeweiligen Durchgangszeiten des Weltrekordhalters. Die Pause definiert sich über die Anzahl der Teilnehmer.

Der derzeitige 10 Kilometer Weltrekord der Männer liegt bei 26:17,53 Minuten (aufgestellt durch Kenenisa Bekele aus Äthiopien, 2005). Diese Laufzeit entspricht einem Kilometerschnitt von 2:37,7 Minuten/Kilometer. Insgesamt ist Bekele 100 mal 100 Meter in 15,8 Sekunden gelaufen. Bei 50 x 200 Meter macht das pro 200 Meter 31,5 Sekunden.

Bei einer Pendelstaffel mit 5 TN müsste demnach jeder Teilnehmer 20 x 100 Meter in 15,8 Sekunden mit einer Pause von 1:03 Minuten laufen. Bei 10 TN wäre die

Pausenzeit 2:21 Minuten. Als Varianten kann man auch eine Rundenstaffel mit 200 m Teilstrecken durchführen, oder in einer rein weiblichen Staffel versuchen, den Frauenweltrekord von Junxia Wang aus China (29:31,78 Minuten) zu unterbieten.

Die Intensität und Trainingseffekte können über die Anzahl der TN bzw. die Streckenlänge variiert werden. Bei Staffeln mit zehn Teilnehmern wird eher die extensive Intervallmethode trainiert, da die Pausenzeiten länger werden und die Gesamtbelastung reduziert ist. Bei geringerer Teilnehmerzahl verkürzt sich die Pausenzeit und das Training wird zunehmend intensiver (Tab. 2).

TN	Distanz	Zeit	Pause
5	20x100m	15,8 s	1:03 min
10	10x100m	15,8 s	2:21 min
5	10x200m	31,5 s	2:06 min
10	5x200m	31,5 s	4:43 min

Tab. 2: *Distanzen, Lauf- und Pausezeiten im 10 Kilometer Staffellauf*

Die Saisonplanung

Es hat sich gezeigt, dass vor allem Spitzenathleten nicht das ganze Jahr auf höchstem Niveau Leistung erbringen können.

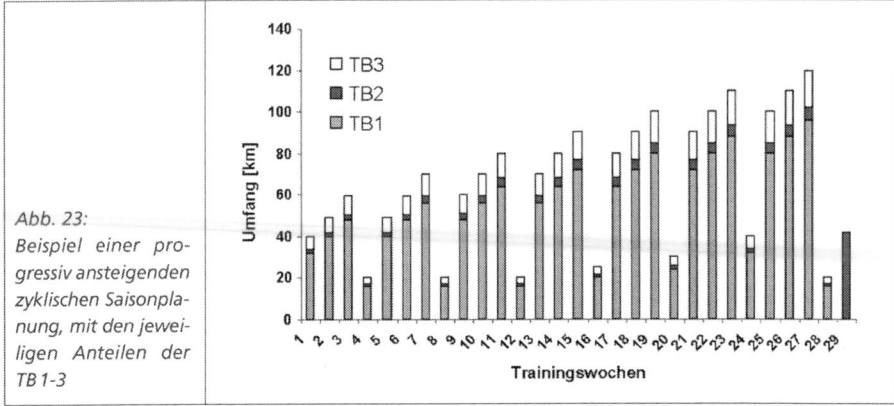

Abb. 23:
Beispiel einer progressiv ansteigenden zyklischen Saisonplanung, mit den jeweiligen Anteilen der TB 1-3

Um Topplatzierungen zu erreichen, ist es empfehlenswert ein paar Trainingsprinzipien einzuhalten.

Das Prinzip der progressiven Belastung erklärt, dass das Trainingsvolumen bis zum Saisonhöhepunkt kontinuierlich ansteigen sollte. Das Prinzip der allgemeinen und speziellen Vorbereitung besagt, dass »Vom Allgemeinen zum Speziellen« trainiert wird. Zu Beginn eines Trainingsprozesses stehen also »allgemeine« und grundlegende Inhalte im Vordergrund. Im Lauftraining wird am Anfang der Trainingssaison der Schwerpunkt auf den TB1 gelegt. Im Vorfeld des Wettkampfes bilden dann die speziellen und wettkampfspezifischen Inhalte den Mittelpunkt des Trainings. In dieser Phase wird das Training um die TB2 und TB3 erweitert. Hinzu kommen noch zwei weitere Prinzipien, die komplizierter klingen als sie es tatsächlich sind, und zwar die des mikro- und makrozyklischen Trainingsaufbaus. In wohldosierten Abständen werden die Belastungsreize und Regene-

rationszeiten aufeinander abgestimmt, um Trainingsstagnation oder Verletzungen zu vermeiden. Die zeitliche Abfolge von Belastungs- und Regenerationsphasen nennt man Trainingszyklus. Ein Zyklus kann sich auf eine Trainingseinheit, aber auch auf eine Trainingswoche, -monat oder -saison beziehen. Kleinere Zyklen nennt man Mikrozyklus (1 Woche), die größeren Zyklen werden als Makrozyklen (3 – 6 Wochen) bezeichnet. Ein Monatszyklus kann somit mehrere Mikrozyklen (Wochenzyklen) beinhalten. Über die Verteilung von Belastung und Erholung streiten sich Trainingswissenschaftler schon Jahrzehnte. Fakt ist, dass Erholungszeiten gebraucht werden, und dass jeder Mensch individuell unterschiedliche Reize benötigt, um einen optimalen Trainingseffekt zu erzielen. Am gängigsten hat sich im Wochenrhythmus der meisten Ausdauersportarten, wie Laufen, Radfahren und Schwimmen der 3:1 Zyklus bewährt (Abb. 23). Dabei folgt auf drei ansteigende Trainingswochen eine regenerative Woche, in der der

Trainingsumfang deutlich reduziert ist. Innerhalb einer Woche hat sich der 3:1:2:1 Rhythmus bewährt: Drei Tage Training, danach einen Tag Pause, zwei Tage Training, elnen Tag Pause. Dieser Rhythmus wird bis zum Wettkampfhöhepunkt durchgeführt. Dabei nimmt der Trainingsumfang kontinuierlich zu. Der Anteil an TB1 und TB3 steigt kontinuierlich, wohingegen der TB2 Anteil konstant bleibt. Unmittelbar vor dem Saisonhöhepunkt wird der Trainingsumfang reduziert, um dem Organismus bis zum Wettkampf genügend Zeit zu geben sich vollständig zu erholen.

Selbst der beste Trainingsplan, der noch so gut durchdacht ist, muss vielen Aspekten von Witterungsbedingungen, eigenem Empfinden, Gesundheitszustand bis hin zu beruflicher Beanspruchung gerecht werden. Das Ausdauertraining muss folglich als Prozess gesehen werden und demnach trotz bester langfristiger Planung kurzfristig flexibel umgestellt werden können.

Das Lauf-Anfängertraining unterliegt den gleichen Prinzipien wie das leistungssportliche Training, wobei nicht eine Wettkampfleistung im Vordergrund steht, sondern die Verbesserung der aeroben Kapazität. Auf eine Trainingseinheit folgt ebenfalls eine Ruhephase. Diese sollte zu Beginn lang genug sein, um vor allen dem Sehnen-Bandapparat und dem Knorpelgewebe Zeit genug zu geben, sich an die neue Belastung zu gewöhnen. Aus diesem Grund sollte ein

Anfänger in der Anfangsphase nicht mehr als drei Trainingseinheiten pro Woche absolvieren.

Wichtiges für die Praxis:

1. Der Laufanfänger beginnt das Ausdauertraining mit extensiver Intervallmethode

2. Der Fortgeschrittene entwickelt seine Ausdauerleistungsfähigkeit mit einer Kombination aus extensivem Ausdauertraining und intensivem Intervalltraining sowie Fahrtspiel

3. Intervalltraining nach dem Prinzip der lohnenden Pause durchführen

4. Das Training im Saisonverlauf progressiv gesteigerten. Auf Phasen intensiver Belastung folgen Erholungsphasen

Indoorcycling

Indoorcycling stellt eine Simulation des Straßenradsports dar und wird für Gruppen in Fitnesseinrichtungen angeboten. Es handelt sich um Radfahren auf einem stationären Rad, wobei verschiedene Geländeprofile simuliert werden können. Ein besonderes Merkmal des Indoorcyclings ist die begleitende Musik. Die Musik unterstützt die Motivation, welche durch verbale Zurufe des Trainers, passende Lichteffekte und durch Videoeinspielungen z.B. der Zielankunft einer Bergetappe bei der Tour de France noch verstärkt werden kann. Einen zusätzlichen Anreiz stellt das Training in der Gruppe dar. In der Gruppe wird zu Anweisungen eines Instructors (Trainers) auf den durch die Musik vorgegebenen Rhythmus geradelt. Dabei kann der Instructor sein Programm auf die gesamte Musikpalette von Pop bis Klassik abstimmen und entsprechend der Leistungsfähigkeit der Teilnehmer durch die Auswahl der an den Beat angepassten Trittfrequenz, des Streckenprofils und der Fahrtechniken die Schwierigkeit des Trainingsprogrammes variieren.

Diese Art des Ausdauertrainings eignet sich nicht nur als eine Trainingsvariante für Radfahrprofis und Triathleten, die normalerweise auf der Straße fahren, sondern ist auch bei Anfängern und Jugendlichen sowie im Gesundheitssport sehr beliebt. Neben den Beinmuskeln werden auch der Rumpf und die oberen Extremitäten mittrainiert. Zusätzlich ist diese Art des Radfahrens sehr gelenkfreundlich, da es sich um eine so genannte »Non-Impact« Sportart handelt. Das heißt, es kann ohne starke Stöße oder Schläge trainiert werden und so der passive und aktive Bewegungsapparat geschont werden.

Wie alles begann

Stationäres Fahrradfahren wurde unter dem Begriff der Fahrradergometrie durch den Maßstäbe setzenden Sportmediziner und Kardiologen Professor Hollmann bereits in den 60er Jahren an der Deutschen Sporthochschule Köln in die Leistungsdiagnostik und für therapeutische Bewegungsprogramme in die Sportmedizin eingeführt. Die Einrichtung von Kursen in Fitnessstudios erfolgte in den USA und ist in den 90er Jahren nach Europa übergeschwappt. Diese kommerzialisierte Form des Indoorcyclings wurde durch Jonathan Goldberg alias Jonny G unter dem geschützten Namen Spinning® eingeführt. Neben dem Trainingsprogramm bestehen geschützte Rechte am Namen Spinning® für Fahrräder und Sportbekleidung, wohingegen der Begriff Indoorcycling von jedem genutzt werden kann.

Das Indoorcycling Rad

Das Indoorcycling Rad hat einen so genannten starren Antrieb, wodurch es sich von gewöhnlichen Hometrainern und Ergometern unterscheidet. Tretlager und Schwungscheibe sind direkt miteinander verkoppelt. Eine Art Bremsklotz verlangsamt oder stoppt das Schwungrad und kann über einen einfachen Drehverschluss reguliert werden. So kann auch jeder seinen individuellen Tretwiderstand einstellen und die Intensität je nach Training und Leistungsvermögen stufenlos verändern. Da bei solch einem Rad auf Grund des starren Antriebes kein Lehrlauf möglich ist und nicht einfach mit dem Treten aufgehört werden kann, gibt es ein Notbremssystem, welches durch Zug oder Druck am Drehverschluss die Schwungscheibe sofort stoppt. Besonders wichtig für beschwerdefreies Fahren ist die Verstellbarkeit des Rades. Sattel- und Lenkradhöhe sowie der Abstand zwischen Sattel und Lenkrad lassen sich an die jeweilige Körpergröße anpassen.

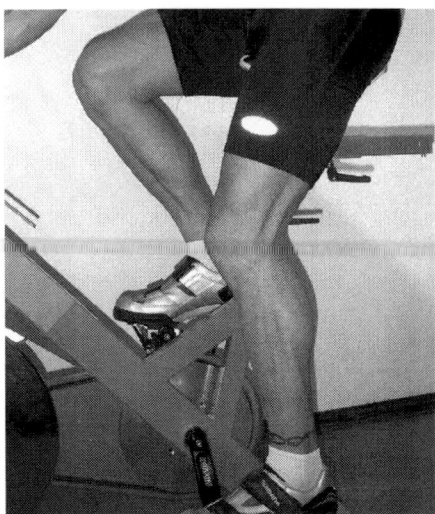

Abb. 24: Die Sitzhöhe ist optimal, wenn bei senkrechter Kurbelstellung und gleichzeitig waagerechter Fußposition im Pedal der Kniegelenkwinkel leicht (ca. 5°) gebeugt ist.

Die Widerstandseinstellung erfolgt über den mit dem Schwungrad verbundenen Drehverschluss. Dieser ist direkt unter dem Lenker oder am Lenker platziert. Um den Widerstand zu verändern, muss der Verstellknauf im Uhrzeigersinn (+) oder gegen den Uhrzeigersinn (-) gedreht werden. Während des Trainings kann der Widerstand problemlos stufenlos verändert werden. Gänzlich ohne Widerstand sollte nicht gefahren werden.

Sitzeinstellung
Die Einstellung der Sitzhöhe (Abb. 24) und der horizontalen Sitzposition (Abb. 25) sind für ein beschwerdefreies Indoorcycling unverzichtbar.

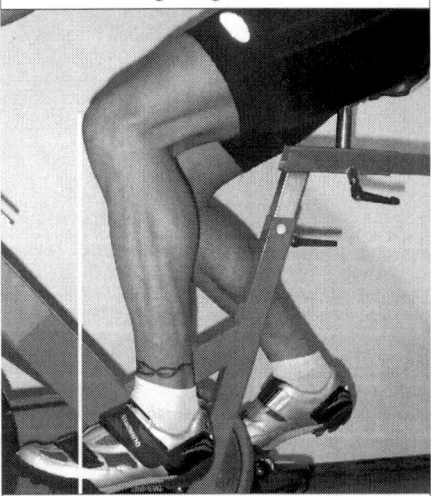

Abb. 25: Für die horizontale Sitzposition sollte das Lot der Kniespitze des vorderen Beines bei waagerechter Kurbel etwa 1 – 2 cm hinter die Pedalmitte fallen.

Als einfache Faustregel gilt: Bei senkrechter Kurbelstellung sollte mit durchgestrecktem Bein die Ferse das Pedal ohne Beckenkippung berühren.

Um den Sitz nach oben oder unten zu verstellen, muss die Stellschraube 2–3 Umdrehungen nach links gedreht und anschließend herausgezogen werden. Danach kann die gewünschte Einstellung in einem Lochrastersystem vorgenommen werden. Abschließend muss durch 2 – 3 Rechtsdrehungen die Stellschraube sicher verschlossen werden. Andere Anbieter bieten stufenlose Verstellmöglichkeiten ohne Lochrasterung an.

Um die Sitzposition nach vorne und hinten zu verstellen, müssen die Stellschrauben wie oben beschrieben verstellt werden.

fehlenden Luftwiderstandes ohne aerodynamischen Vorteil und somit unnötig. Die Oberkörperneigung sollte 45° nicht unterschreiten und bei Teilnehmern mit bekannten Rückenbeschwerden oder Anfängern bei etwa 75° liegen.

Einstellung Fußschlaufen
Die Füße werden so platziert, dass die Fußballen über der Pedalachse liegen. Dann werden die Fußschlaufen festgezogen, bis die Füße angenehm aber auch stabil im Pedal fixiert sind. Fortgeschrittene Fahrer können Klick-Bindungssysteme nutzen.

Griffhaltung
Es werden 3 Handpositionen (HP) am Griff unterschieden (Abb. 26, Abb. 27, Abb. 28).

Lenker-Sattel-Abstand
Der Abstand Sattelspitze zu Lenker sollte ca. eine Unterarmlänge betragen. Die Einstellung des Lenkers sollte einen lockeren Griff bei entspannten Armen und Schultern ermöglichen.

Lenkereinstellung
Je nach Zielsetzung und Trainingsgruppe ist der Lenker höher oder tiefer positioniert. Eine tiefere Einstellung simuliert eher schnelleres sportiveres Fahren. Höhere Einstellungen sind vor allem im Gesundheitstraining zu empfehlen. Niedrige Lenkerstellungen sind auf Grund des

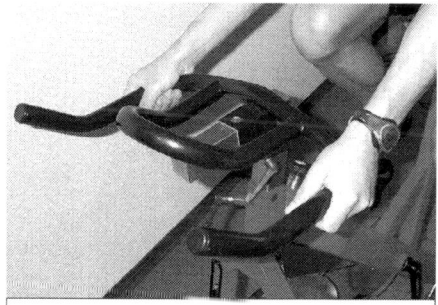

Abb. 26: Die gebräuchlichste ist HP 2, bei der die Hände entweder am Ende der Biegung zu den nach vorne stehenden Lenkerrohren (radsportspezifische Bremsgriffposition) oder am Oberlenker fassen.

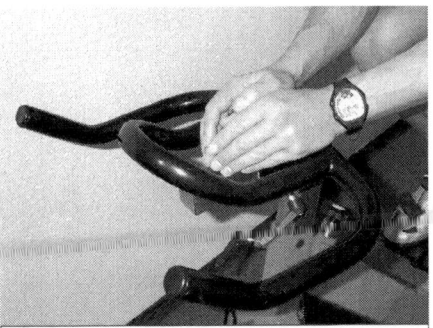

Abb. 27: Bei HP 1 liegen die Hände leicht auf ihren Außenkanten proniert nebeneinander in der Lenkermitte. Dieser Mittelgriff ist wegen der aus dem Griff resultierenden instabilen Position nur in ruhigen Phasen angebracht.

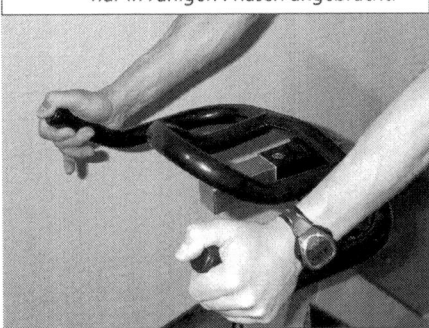

Abb. 28: Bei HP 3 greifen die Hände fest am letzten Drittel der nach vorne stehenden Lenkerrohre. Diese Griffhaltung wird nur für das Fahren im Stehen angewandt.

Aufbau einer Indoorcyclingstunde

Anfängern sollte zu Beginn Zeit eingeräumt werden, sich mit dem Gerät vertraut zu machen und die zur Auswahl stehenden Techniken sauber mit gemäßigtem Musikbeat zu erlernen. Häufig wird in den Trainingseinheiten eine Berg- und Talfahrt mit dem Straßenrad simuliert.

Die Stunde beginnt mit dem Einfahren bei geringer Intensität und Trittfrequenz. Beim Fahren in der Ebene wird die Technik »Flachfahrt im Sitzen – seated flat« angewandt. Im weiteren Verlauf werden erst kleinere, dann größere Steigungen durch den Instructor und seine Musik vorgegeben. Mit den Steigungen wird der Druck auf die Pedale durch Drehen am Widerstandrad erhöht, wobei die Trittfrequenz abnimmt.

Die Gruppe fährt hierbei entweder die Technik »Bergfahrt im Sitzen – seated climbing« oder »Bergfahrt im Stehen – standing climbing«. Jeder Teilnehmer muss selbst entscheiden, wie intensiv seine Steigung ist, indem er die Bremse mehr öffnet oder schließt. Die Bergfahrten wechseln mit Abfahrten ins Tal ab, wobei der Widerstand wieder runterreguliert werden muss und die Trittfrequenz ansteigt. Die Musik wird an die jeweilige Technik und Intensität angepasst. Neben den beschriebenen Grundtechniken gibt es noch die Sprinttechniken »Sprintausdauer im Sitzen – sprinting flat«, Sprintausdauer im Stehen – runnings« und »Bergsprint stehend – sprinting hill« sowie Kombinationen dieser Techniken. Sie sollten dem Könner vorbehalten bleiben und maximale Trittfrequenzen von 120 Umdrehungen pro Minute nicht übersteigen. Beim abschließenden Cooldown wird die Intensität wieder sehr niedrig und die Trittfrequenz moderat. Zum Ausklang gehören auch Dehn- und Entspannungsübungen.

Trainingsziele

Beim Indoorcycling wird in erster Linie durch die Beanspruchung der Beinmuskulatur das Herz-Kreislauf-System trainiert. Es handelt sich um einen typischen Ausdauersport, bei dem vor allem die Trainingsbereiche TB1 und TB2 trainiert werden können.

Die Ausweitung der Übungen auf Arm-, Schulter-, Bauch- und Nackenmuskulatur erfolgte vor allem in den Anfangsjahren der Sportart und diente mehr dem Entertainment als planvollen Strukturen. Liegestützen auf dem Fahrradlenker, verschiedenste Handpositionen und sogar die Nutzung von Hanteln und Bändern während der Fahrt bedienten die Bedürfnisse nach Abwechslung. Allerdings verschwanden diese Übungen in den letzten Jahren aus dem Indoorcycling, da auf Grund der Ablenkung vom eigentlichen Training gehäuft Technikfehler beobachtet wurden und das Verletzungsrisiko anstieg.

Neben dem Haupteffekt, dem Grundlagenausdauertraining, werden bei der Variation zwischen Berg- und Talfahrten und Sprints koordinative Fähigkeiten, Bewegungsschnelligkeit und die anaerobe Ausdauer trainiert. So kann bei einer Stunde mit sehr hoher Intensität sogar kurzzeitig die anaerobe Energiebereitstellung im Vordergrund stehen. Insbesondere im Gesundheitssport und Anfängertraining wird aus Sicherheitsgründen kein Laktat-Toleranz-Training im TB3 durchgeführt. Das maximale Lakat-Steady-State sollte nicht überschritten werden.

Herzfrequenz und Intensität

Oft kommt es besonders bei Anfängern dazu, dass sie sich überschätzen und von der Gruppendynamik mitgerissen werden, oder die Stunden in den Fitnesseinrichtungen zu intensiv gehalten werden. Verstärkt werden diese Effekte durch die überaus starke Schweisssekretion bei fehlender Kühlung durch den beim Radsport sonst üblichen Fahrtwind, wodurch es zur Dehydratation kommen kann. Aus dem Flüssigkeitsverlust resultieren für die Belastung relativ hohe Herzfrequenzen. Die genannten Effekte bewirken ein relativ hohes gesundheitsgefährdendes Potential. In den Medien wurde in den letzten Jahren sogar über Todesfälle beim Indoorcycling berichtet.

Aus den oben genannten Risikofaktoren ergibt sich neben der Notwendigkeit einer ärztlichen Sporttauglichkeitsbescheinigung die Anwendung von Verhaltensweisen, um die Kontrolle über die Belastung der Teilnehmer zu behalten. Indoorcycling sollte mit einer Pulsuhr trainiert werden, damit die Herzfrequenz ständig durch die Trainierenden und den Instructor beobachtet werden und das Training vernünftig und sicher gestaltet werden kann. Zusätzlich ist auf ausreichende Flüssigkeitssubstitution während des Trainings zu achten. Auf die in der Anfangsphase des Indoorcyclings gerne durchgeführten höchsten Trittfrequenzen (> 120 Umdrehungen/ Minute) sollte verzichtet werden. Diese Sprintsimulationen können einerseits dem trainierten Radsportler von Nutzen sein, andererseits besteht für Unerfahrene die Gefahr, durch unerfüllbaren Trainingseifer (die Fahrtechniken sind für 90% der Trainierenden nicht mehr sauber durchführbar) muskuläre und kardiopulmonale Überlastungen herbeizuführen. Unseres Erachtens ist eine Trainingssteuerung nur in Kombination mit geeichten Rädern und zusätzlicher Diagnostik des Stoffwechsels (Laktat) sinnvoll.

Dennoch werden reine Herzfrequenzbereiche zur Trainingssteuerung angegeben. So beschreibt zum Beispiel Spinning® Energy Zones™, die Emotionen, spezielle Ziele, Geländeformen und Fahrtechniken beschreiben und die, an der maximalen Herzfrequenz gemessen, folgende Bereiche umfassen: Zum Aufwärmen und in Erholungsphasen sollte im Sitzen ohne Zusatzübungen gefahren werden. Die Herzfrequenz sollte 50–65% der max. Hf betragen. Ein Training der Grundlagenausdauer und im Bereich des Gesundheitssports sollte mit 65–75% der max. Hf ausgeübt werden. Zum »Fettverbrennungstraining« sollte die Dauermethode (45–90 Minuten, bei geübten Rad-

fahrern ggf. länger) mit Herzfrequenzen zwischen 70–75% der max. Hf genutzt werden. Bergfahrten werden dabei nur im Ausnahmefall angewandt. Kraftausdauereinheiten erfordern die Durchführung der Bergtechniken, häufiges Auf- und Absitzen sowie stehend fahren. Häufig ist die Trittfrequenz gering. Es werden Herzfrequenzen bis zu 75–85% der max. Hf erreicht. Laut der Programmempfehlung wird die Ausdauerkraft aerob mit 75–80% und Kraftausdauer anaerob mit 85–90% der max. Hf trainiert. Die höchsten Belastungen führen beim Sprint und Bergsprint zur Ausnutzung von 65–92% der max. Hf. Es versteht sich von selbst, dass für Anfänger zuerst eine Grundlagenausdauer geschaffen werden muss. Hierzu sollten mindestens 6–10 Wochen eingeplant werden.

Wichtiges für die Praxis:

1. Handtuch für den Schweiß verwenden

2. Reichlich Trinken

3. eine Radhose anziehen

4. Pulsuhr benutzen

6. Radeinstellung beachten

7. hohe Trittfrequenzen meiden

8. Techniken sauber fahren

9. Rad vom Schweiß reinigen

AQUAJOGGING

Aquajogging

Aquajogging beschreibt die Fortbewegung im Wasser durch Bewegungen, die weitestgehend denen des Laufens an Land ähneln. Das Laufen im Wasser zur Stärkung des Kreislaufsystems ist seit dem Kneipp'schen Wassertreten bekannt. Elemente des Wassertretens werden heutzutage als eigenständige Therapie während Kuraufenthalten und im Rahmen der Aquagymnastik angewandt. Durch die Weiterentwicklungen des Laufens im Wasser zum Ende der 80er Jahre des vergangenen Jahrhunderts hin zum Aquajogging veränderte sich das Anforderungsprofil so, dass eine sporttherapeutische Methode zum Training des Herz-Kreislauf-Systems sowie des aktiven und passiven Bewegungsapparates entstand.

Das Flachwasser-Aquajogging im hüft- und brusttiefen Wasser (»Water Running«) zeichnet sich durch den Kontakt der Fußsohle mit dem Schwimmbeckenboden aus, wohingegen sich beim Tiefenwasser-Aquajogging (»Suspended deep water running«) lediglich Kopf, Hals und teilweise die Schultern oberhalb der Wasseroberfläche befinden. Dabei haben die Füße keinen Bodenkontakt. Um in dieser »schwebenden Laufposition« genügend Auftrieb zu erfahren, ist die Verwendung von Auftriebshilfen hilfreich. Der hierzu von McWaters entwickelten »Wet Vest« folgten verbesserte Modelle, die als Gürtel über der Taille getragen werden.

Durch die Wahl der Wassertiefe, Veränderungen der Bewegungsfrequenz und die Nutzung von Hilfsmitteln, die die Widerstandsfläche der arbeitenden Muskulatur erhöhen, kann Aquajogging an die Bedürfnisse verschiedener Zielgruppen angepasst werden. Beide Aquajogging-Varianten werden vor allem unter sportmedizinischen Gesichtspunkten zur Prävention und Rehabilitation, aber auch im Leistungssport angewandt.

Anwendungsfelder

Die Auswahl der Trainingseinheit ist abhängig vom Fitnessstand und der Wassererfahrung der Trainierenden sowie vom Trainingsziel. Die koordinativen Anforderungen sind im Flachwasser geringer, so dass es sich für den Anfänger besonders eignet. Die Nutzung eines Auftriebsgürtels ist nicht notwendig. Allerdings kann die Planung des Gruppentrainings durch verschiedene Körpergrößen der Teilnehmer erschwert sein. Für Leistungssportler bietet sich ein Training im Flachwasser an, da die Vorteile der Teilentlastung des Bewegungsapparates mit der zumindest teilweise fortbestehenden Nutzung der Antischwerkraftmuskulatur kombiniert werden kann. Vereinzelt wird die Nutzung von Bändern und Strömungskanälen zur Verbesserung der Leistungsfähigkeit bei Schnellkraftsportarten beschrieben. Über den Nutzen dieser wenig sportartspezifischen Belastung liegen keine wissenschaftlichen Ergebnisse vor.

49

Die Bewegungen im Tiefenwasser erfordern hohe koordinative Fähigkeiten. Durch die starken Auftriebskräfte ist eine laufspezifische Beanspruchung der Lauf- und Rumpfmuskulatur im Tiefenwasser nicht möglich, so dass es sich für den Leistungssportler allenfalls zum Regenerationstraining oder in Rekonvaleszenzphasen (z.B. nach Achillessehnenreizung) eignet. Zur Leistungssteigerung z.B. für einen 10.000 Meter oder Marathonlauf ist es ungeeignet. Das breiteste Anwendungsfeld des Tiefenwasser-Aquajoggings findet sich im Präventions- und Rehabilitationstraining. Einerseits können Übergewichtige und Sportneueinsteiger gelenkschonend ein Ausdauertraining beginnen, andererseits können Patienten mit Muskelverletzungen, nach Gelenkersatz und mit chronischen Erkrankungen des Bewegungsapparates unter weitestgehender Entlastung und schonendem Belastungsaufbau Kraft, Ausdauer und Koordination trainieren.

Unabhängig von den Zielen des Aquajoggings sind bei der Steuerung des Trainings physikalisch-physiologische Besonderheiten im Wasser zu berücksichtigen.

Physikalisch-physiologische Besonderheiten im Wasser

1. Auftrieb
Nach dem archimedischen Gesetz erfährt ein Körper im Wasser genau so viel Auftriebskraft, wie die von seinem Volumen verdrängte Flüssigkeit an Gewichtskraft ausüben würde. Dies bedeutet für den Menschen, dass er in Abhängigkeit von der Menge der eingeatmeten Luft und seines individuellen spezifischen Körpergewichts schwimmt, schwebt oder taucht. Da die am Volumenmittelpunkt angreifende Auftriebskraft exakt in entgegengesetzter Richtung der am Körperschwerpunkt angreifenden Schwerkraft wirkt, erfährt der Aquajogger a) ein Drehmoment und b) eine Belastungsreduktion der gewichtstragenden Gelenke. Diese Effekte sind umso größer, je mehr Körperteile in das Wasser eingetaucht sind, da die Gesamtauftriebskraft zunimmt.

Praktische Relevanz:
A) Das Drehmoment nach vorne kann bei Nichtschwimmern und unzureichenden koordinativen Fähigkeiten die Gefahr des Ertrinkens mit sich bringen. Nichtschwimmer sollten daher stets überwacht werden; das Aquajogging sollte primär maximal bis zum brusttiefen Eintauchen durchgeführt werden.

B) Der Auftrieb des Wassers verringert die Belastung des aktiven und passiven Bewegungsapparates bei jedem Schritt. Daher ist Tiefenwasser-Aquajogging gut einsetzbar bei der Sporttherapie mit, nach Gelenkersatz, nach Verletzungen von Muskeln und Sehnen, bei erhöhtem Körpergewicht, bei Behinderten sowie bei sportlich Ungeübten. Andererseits ist beim Tiefenwasser-Aquajogging zu berücksichtigen, dass die Antischwerkraftmuskulatur und die Rumpfmuskulatur entlastet bzw. anders als an Land belastet werden und somit Training im Wasser nicht die gleichen Trainingseffekte wie ein Training an Land bewirken kann.

2. Wasserwiderstand

Der Widerstand, der dem Körper im Wasser entgegenwirkt, hängt von den Wellen, der Reibung (Fortbewegungsgeschwindigkeit und Oberflächenbeschaffenheit sowie der daraus resultierende Druckgradient vor und hinter dem Körper) und der Form des Körpers ab. Prinzipiell ist der Widerstand im Wasser auf Grund der höheren Dichte (1000 kg/m^3) im Vergleich mit Luft (bei 25°C 1,184 kg/m^3) wesentlich erhöht.

Praktische Relevanz:

Trotz der durch den Auftrieb geringeren Schwerkraftbelastung können durch die hohe Dichte des Wassers die arbeitende Muskulatur, das Atmungs- und das Herz-Kreislauf-System im Bereich der allgemeinen aeroben dynamischen Ausdauer trainiert werden.

3. Wassertemperatur

Durch die etwa 25mal höhere Wärmeleitfähigkeit des Wassers im Vergleich zur Luft und die hohe spezifische Wärmekapazität des Wassers (bei 15° C 4,187 kJ/m^{3}K vs. trockene Luft 1,23 kJ/m^{3}K) kann der menschliche Körper schnell auskühlen. Bei etwa 33° C Wassertemperatur reicht die bei Aufrechterhaltung der vitalen Körperfunktionen des Menschen entstehende Wärme aus, um bewe-

gungslos ohne ein Absinken der Körperkerntemperatur im Wasser verweilen zu können.

Praktische Relevanz:

Bei der Durchführung des Aquajoggings sollte eine Wassertemperatur von 28° C vorliegen, da diese durch die zusätzliche Wärmeproduktion als Folge der körperlichen Aktivität als angenehm empfunden wird und die Körperkerntemperatur konstant bleibt. Für die Stundenplanung ist eine straffe Organisation ohne längere Aktivitätspausen anzuraten, um ein Auskühlen zu vermeiden.

4. Wasserdruck und Immersion

Der auf den Menschen wirkende Luftdruck von 1 bar an Land auf Meereshöhe nimmt im Wasser um jeweils 0,1 bar pro Meter Wassertiefe zu. Bei einem senkrecht in das Wasser eingetauchten Körper ist somit der Umgebungsdruck auf Höhe der Beine etwa 0,1 bar größer als im Bereich des an der Wasseroberfläche gelegenen Brustkorbes. Die Druckerhöhung bewirkt eine zumindest vorübergehende Verlagerung von etwa 0,5 l Blut in den Thoraxraum, wodurch eine Vor- und Nachlasterhöhung des Herzens entsteht. Über den Frank-Starling-Mechanismus nimmt das Schlagvolumen des Herzens um etwa ein Fünftel zu. Reaktiv fällt die Herzfrequenz ab.

Zusätzlich kann es durch das Eintauchen des Kopfes, insbesondere der Haut um Mund und Nase, in das Wasser (Immersion) über den Tauchreflex zu einem deutlichen Herzfrequenzabfall von 10 – 30 Schlägen pro Minute kommen. Der Einfluss der Immersion auf die Herzfrequenz (Hf) ist deutlichen individuellen Schwankungen unterworfen und hängt vom Adaptationszustand an das Wasser, der Wassertemperatur und der Belastungsintensität ab.

Praktische Relevanz:
Bei der Nutzung der Hf zur Trainingssteuerung muss beachtet werden, dass die an Land gemessene Ruhe Hf sowie die maximale Hf nicht bedenkenlos auf die Situation im Wasser übertragen werden kann. Um eine mit dem Land vergleichbare Ausschöpfung der maximalen Herzfrequenzbelastung im Wasser zu erzielen, muss die Hf geringer gewählt werden. In kaltem Wasser ist die maximal zu erreichende Hf geringer als in warmem Wasser. Die Reduktion der Hf bei extensiven Belastungen scheint dabei ausgeprägter zu sein als bei intensiven Belastungen. An das Wasser angepasste Sportler können auch im Wasser maximale Herzfrequenzwerte erreichen, die denen an Land entsprechen.

Ausdauertraining durch Aquajogging

Bevor ein effektives Ausdauertraining erfolgen kann, müssen die Grundtechniken (s.u.) erlernt werden. Dabei handelt es sich um koordinativ anspruchsvolle Bewegungen. Um die erwünschten Bewegungsabläufe rasch erlernen zu kön-

nen, sollte mit optischen und akustischen Hilfsmitteln eine Bewegungsvorstellung geschaffen werden. Hierzu eignen sich Skizzen, Assoziationen mit bekannten Bewegungen, z.B. laufe wie ein Roboter beim »Robo Jog«, oder das Vormachen der richtigen Bewegungsausführung. Nachdem die Bewegung durch Üben stabilisiert wurde, ist das eigentliche Ausdauertraining anzustreben.

Trainingsmethoden beim Aquajogging

Beim Aquajogging stehen mit der Dauermethode, der Intervallmethode und dem Fahrtspiel die im Ausdauertraining gebräuchlichen Methoden zur Verfügung. Ähnlich der Vorgehensweise beim Schwimmen ist der Einstieg in das Ausdauertraining über die Intervallmethode zu empfehlen, da ansonsten auf Grund der zu Beginn bestehenden Technikinstabilität eine gleichförmige Belastung über einen längeren Zeitraum nicht möglich ist. Bei Anfängern reichen Belastungsintervalle von 20 – 30 Sekunden aus. Später oder bei besser trainierten Athleten können Belastungszeiten zwischen 3 und 7 Minuten mit relativ hohen Intensitäten von 80 – 90 % (extensiv) oder bis zu 95 % (intensiv) der maximalen Leistungsfähigkeit (maximalen Sauerstoffaufnahme bzw. Herzfrequenzreserve) durchgeführt werden. Die Pausenzeiten sollten so gewählt werden, dass die Herzfrequenz bis auf ungefähr 120 Schläge/Minute abfällt (lohnende Pause).

Die Dauermethode sollte zur Regeneration mit 40 – 60 % und zur Verbesserung der Ausdauerleistungsfähigkeit mit 60 – 80 % der Maximalbelastung erfolgen. Die Dauer sollte an die Leistungsfähigkeit der Trainierenden angepasst werden. 10 Minuten können bei absoluten Anfängern schon ausreichend sein. Beim Trainierten sind Belastungszeiten von mindestens 30 Minuten anzustreben.

Das Fahrtspiel und die Anwendung von Spielen (Atom Spiel, Gordischer Knoten, Schwarz und Weiß, etc.) bilden die Grundlage für ein abwechslungsreiches Training im Wasser. Hierbei wird je nach extensiver oder intensiver Ausrichtung der Trainingseinheit das gesamte Spektrum der Trainingsintensitäten von 30 – 100 % der maximalen Leistungsfähigkeit abgedeckt.

Belastungssteuerung beim Aquajogging

Die Belastungssteuerung beim Aquajogging kann über das subjektive Belastungsempfinden (Borg-Skala), die Schrittfrequenz, die Herzfrequenz und den Laktatwert erfolgen. Alle Parameter haben Vor- und Nachteile, so dass möglichst eine Kombination bei der Belastungssteuerung berücksichtigt werden sollte. Die Anwendung von Belastungsempfehlungen dient lediglich der Orientierung (Tab. 3).

Tab. 3: *Zusammenfassung von Trainingsempfehlungen zur Belastungssteuerung beim Aquajogging über die Bewegungsfrequenz (Tf), die Borg-Skala und die Herzfrequenz (Hf). Die Tabelle dient lediglich der anfänglichen Orientierung bei Anfängern (A), Trainierten (T) und Leistungssportlern (L).*

	Tf / min			Borg-Skala			Hf / min		
	A	T	L	A	T	L	A	T	L
Flachwasser Laktat 2 mmol/l	65	70	75	12	13	14	135	140	145
Flachwasser Laktat 4 mmol/l	80	85	90	15	16	17	160	165	170
Tiefenwasser Laktat 2 mmol/l	30	70	80	10	13	14	130	135	140
Tiefenwasser Laktat 4 mmol/l	50	80	90	12	14	17	150	160	170

Die Nutzung der Borg-Skala setzt für die Trainingssteuerung gute Fähigkeiten im Bereich der Selbstwahrnehmung des eigenen Körpers und vielfältige Bewegungserfahrungen voraus. Besonders bei Wasserunerfahrenen kann der Aufenthalt im Wasser mit einer psychischen Belastung einhergehen, die mit in die subjektive Beurteilung des Belastungsempfindens eingeht. Der oben genannte Zusammenhang zwischen Wasserwiderstand und Bewegungsgeschwindigkeit ermöglicht eine Belastungssteuerung über die Bewegungsfrequenz, wobei mit höherer Bewegungsfrequenz die Belastung zunimmt. Da eine Voraussetzung für Anwendungen dieser Art der Belastungsregulierung eine gute und stabile Aquajogging-Technik ist, scheidet sie für den Anfänger aus. Weiterhin ist die Durchführung kompliziert, da permanent die Bewegungsfrequenz mitgezählt und parallel die Zeit gemessen werden muss. Eine Steigerung der Bewegungsfrequenz um 10 bewirkt den Anstieg der Hf um 10 – 15 Schläge/Minute.

Die in den meisten Sportarten zur Belastungssteuerung verwendete Herzfrequenz weist im Wasser Besonderheiten auf (siehe Wasserdruck und Immersion), die ihren Nutzen einschränken. Die Hf ist zwar im Mittel um 10 – 20 Schläge/Minute reduziert, weist aber interindividuell deutliche Schwankungen auf. Bei extensiven Belastungen (niedrige Belastungsstufen) ist eine dem Laktatwert bei einer Belastung an Land adäquate Hf im Wasser um 40 Schläge/Minute niedriger, bei intensiven Belastungen lediglich um 20 Schläge/Minute niedriger.

Neben der Festlegung der Trainingsintensität muss die Dauer der Belastung festgelegt werden. Diesbezüglich bestehen keine wesentlichen Unterschiede zum Training an Land, so dass die Belastungszeiten übernommen werden können. Ein Intervalltraining an Land über 5 x 7 Minuten dauert dementsprechend im Wasser genauso lange.

Die **Arbeitsintensität** kann indirekt über die Veränderung des Wasserwiderstandes der arbeitenden Muskulatur reguliert werden. Die Intensität steigt mit einer Erhöhung der Bewegungsgeschwindigkeit, des Bewegungsumfanges und der Hebellänge (Streckung > Beugung) der Arme und Beine. Daraus folgt, dass die verschiedenen Aquajogging-Grundtechniken bei gleicher Bewegungsfrequenz unterschiedliche Belastungen aufweisen (Robo Jog > Schreitlauf > Schrittlauf > Kniehebelauf). Die Nutzung von Geräten, z.B. Paddles und veränderte Handhaltungen vergrößern die Antriebsfläche (Handinnenfläche > Handkante) und erhöhen bei gleicher Bewegungsgeschwindigkeit die muskuläre Beanspruchung. Grundsätzlich gilt auch, dass die Belastung im Tiefenwasser höher ist als im Flachwasser. Weiterhin ist die Position der Übenden im Wasser von Bedeutung, da der Widerstand im bewegten Wasser z.B. hinter einem anderen Übenden deutlich geringer ist.

Zusammengefasst erweist sich die Belastungssteuerung wegen der physikalisch-physiologischen Besonderheiten im Wasser als eher schwierig. Dem Konditionstraining geht das Erlernen und Üben der Aquajogging-Technik voraus. Die Belastungssteuerung sollte individuell erfolgen. Die Werte und Trainingsempfehlungen von Untersuchungen an Land können nicht in das Wasser übertragen werden. Eine spezifische Testung im Wasser unter Berücksichtigung von möglichst vielen Parametern wie Hf, Laktat und Borg-Skala wäre optimal. Der Gesundheitszustand muss dem Trainer bekannt sein. Da Aquajogging häufig von älteren oder von erkrankten Teilnehmern praktiziert wird, sind Warnzeichen körperlicher Überanstrengung in jedem Falle ernst zu nehmen. Nachfolgende Symptome sollten beim Vorliegen entsprechender Vorerkrankungen des Herz-Kreislauf-Systems zu einem Abbruch des Trainings führen:

- Gesichtsrötung
- Unruhe
- Unkoordinierte Bewegungsausführung
- Kurzatmigkeit
- Blässe
- Übelkeit
- Beklemmungsgefühl
- (thorakaler) Schmerz

Die Aquajogging-Technik

Im Gegensatz zum Flachwasser-Aquajogging besteht beim Tiefenwasser-Aquajogging kein Kontakt der Füße mit dem Boden, so dass zur Fortbewegung eine eigenartige, koordinativ anspruchsvolle Technik erlernt werden muss. Neben dem Laufen und den Laufvarianten (Kniehebelauf und Schreiten) stellt der »Robo-Jog« eine vielfach angewandte Technik dar. Alle Techniken zeichnen sich durch eine aufrechte Lage im Wasser aus, wobei der Kopf aus dem Wasser herausragt.

Die Fortbewegung beim Aquajogging mit Hilfe der **Schrittlauftechnik** (Abb. 29) wird durch den Kniehub eingeleitet. Ein Abdruck mit den Beinen am Boden ist nicht möglich. Daraus resultieren der Wegfall der Rollbewegung in den Sprunggelenken und eine vermehrte Beanspruchung der Beugemuskulatur der Beine im Vergleich zur dominierenden Aktivierung der Streckmuskulatur beim Laufen an Land in der Standbeinphase.

Der Oberkörper wird leicht vorgebeugt. Eine zu starke Vorbeugung geht mit einem vermehrten Auftrieb einher, wodurch reaktiv der Kniehub erschwert wird. Die daraus resultierende ungenügende Kniestreckung würde den Widerstand und somit die aufzubringende Arbeit der Muskulatur reduzieren.

Die Armhaltung ist mit der beim Laufen identisch (Ellenbogenbeugung 90°), wobei die passive Pendelbewegung nach hinten entfällt und stattdessen der Arm aktiv nach hinten gegen den Wasserwiderstand gedrückt werden muss.

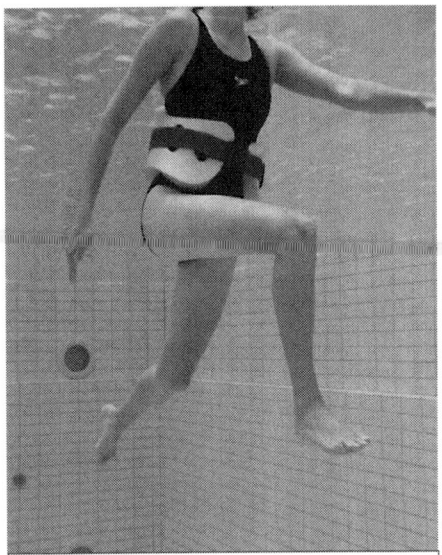

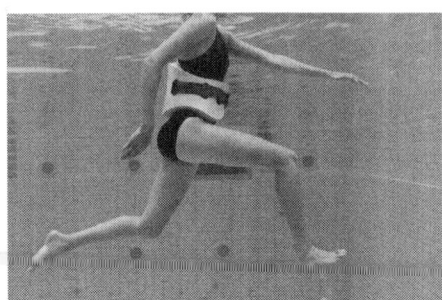

Abb. 30: Schreitlauf. Mit raumgreifenden Schritten laufen.

Kniehebelauftechnik

Das schnelle Anheben der Knie bis zur Horizontalen (Abb. 31) mit hoher Frequenz und aktiver Streckung des Beines nach unten hinten bewirkt eine hochintensive Belastung des Herz-Kreislauf-Systems.

Abb. 29: Schrittlauftechnik. Der Unterschenkel reicht so weit nach vorne, bis die Ferse unterhalb des Knies ist.

Beim Schrittlauf resultiert eine Kombination aus Lauf- und Radfahrbewegung mit Kniehub und Vorschwingen des Unterschenkels, bis die Füße auf Kniehöhe sind, sowie Zurückführen der Beine über die Körperlängsachse hinweg mit aktivem Druck der Fußsohle.

Im Unterschied zur Schritttechnik erfolgt beim **Schreitlauf** (Abb. 30) eine vermehrte muskuläre Beanspruchung bei größerer Bewegungsamplitude (Streckung des Beines, so dass der Fuß weit über die Knieebene nach vorne kommt und ebenso weite Streckung nach hinten).

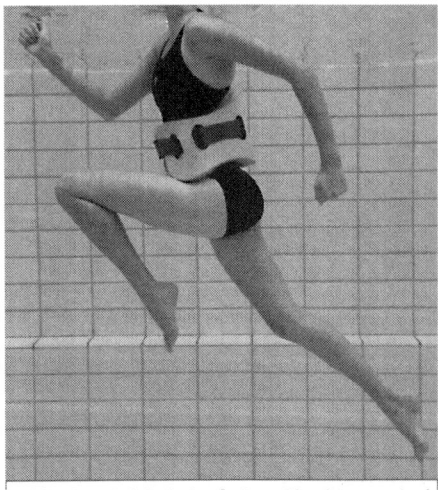

Abb. 31: Kniehebelauf. Der Oberkörper darf etwas weiter als bei den anderen Techniken vorgelehnt werden.

Robo-Jog-Technik

Die Arme und Beine sind fast komplett gestreckt (Abb. 32). Dies bewirkt eine Kräftigung der kniegelenküberbrückenden Muskulatur und Schonung der Bänder und Menisken im Knie.

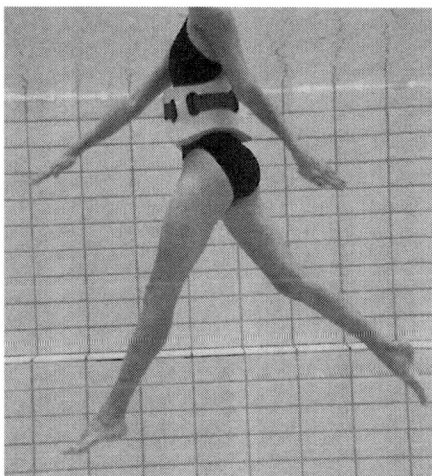

Abb. 32: Robo-Jog-Technik. Der Körper ist fast senkrecht im Wasser. Geringster Vortrieb im Vergleich mit den anderen Techniken.

Insbesondere in den ersten Trainingswochen sollte nicht kleinlich auf eine korrekte Ausführung der Techniken geachtet werden, da ansonsten der Spaß am Training verloren geht, infolgedessen es zu hohen »Drop-out« Raten kommen kann. Der Vortrieb spielt beim Aquajogging eine untergeordnete Rolle. Vielmehr ist die Reproduzierbarkeit der individuell möglichen Technik anzustreben, um die Trainingseinheit in der Gruppe oder im Einzeltraining planen zu können.

Aufbau einer Trainingseinheit zur Verbesserung der Grundlagenausdauer

Bei der Planung einer Trainingseinheit müssen die Trainingsgruppe, die zur Verfügung stehenden Materialien und das Ziel der Einheit berücksichtigt werden. Grundsätzlich sollte jeder Teilnehmer schwimmfähig sein. Das Aufwärmen lässt sich durch das Einbringen von Schwimmübungen, Auswahl unterschiedlicher Wassertiefen, Spiele (mit geringer Intensität) sowie Nutzung von Bällen und Ringen abwechslungsreich gestalten. Der eigentliche Belastungsteil kann Elemente der Dauermethode, Intervallmethode und die Anwendung von Spielen enthalten. Häufig bietet sich die Kombination mehrerer Methoden an. Für das Gruppentraining bieten sich zum Beispiel Parteiballspiele und Staffeln an. Nachfolgend können Muster vorgegeben werden, die die Gruppe in Aquajogging-Technik bilden muss, um sich dann in geschlossener Formation im Becken nach Vorgabe durch den Trainer zu bewegen. Die Planung sollte so erfolgen, dass die einzelnen Übungen rasch hintereinander durchgeführt werden. Die Veränderung der Organisationsform zwischen den Übungen sollte zur aktiven Pausengestaltung im Wasser genutzt werden, so dass trotz des »spielerischen Aufbaus« der Charakter des Intervalltrainings zu erkennen bleibt. An diesen spielerischen Block ließe sich bei Trainierten noch ein 15 – 20 minütiger Block nach der Dauermethode durchführen. Bei mittlerem Alter kann vor der Durchführung einer differenzierten Leistungsdiagnostik mit einer Hf von 150 Schlägen/Minute begonnen werden. Um Unterschiede bei der Vortriebsgeschwindigkeit im Wasser auszugleichen, nehmen Teilnehmer, die im Wasser rasch vorwärts kommen, nach der Wende am Beckenrand auf dem Rückweg die Langsameren wieder mit zum Start. Das Training sollte mit einem Entspannungsteil enden. Das Ziel dieses Trainingsabschnittes ist es, die Körperfunktionen den Ruheverhältnissen anzupassen. Daher werden nur niedrige Bewegungsfrequenzen und Dehnübungen angewandt. Zusätzlich kann durch Entspannungsübungen (von einem Partner mit geschlossenen Augen durch das Wasser ziehen lassen, bewegungsloses Schweben in der Auftriebshilfe) das Wohlbefinden im Wasser gefördert und eine Wiederherstellung der Leistungsfähigkeit von Körper und Geist gefördert werden.

Wichtiges für die Praxis:

1. Nichtschwimmer der Gruppe kennen

2. Vorerkrankungen der Teilnehmer kennen

3. straffe Planung des Trainingsprogramms auf Grund der Auskühlung

4. wegen des Umgebungslärmes im Schwimmbad klare und laute Anweisungen geben

5. Zeichen der Überlastung erkennen und ernst nehmen

6. insbesondere bei Anfängern gilt: Spaß vor Technikakribie

7. Abwechselung vermeidet Langeweile

8. Anfänger profitieren von kurzen Intervallen

9. Könner erreichen fast so hohe Herzfrequenzen wie an Land

Nordic Walking

Unter Nordic Walking versteht man zügiges Gehen mit speziell dafür vorgesehenen Stöcken. Es ist ein moderates Ausdauertraining und eine der wenigen Ausdauersportarten, bei der alle vier Extremitäten trainiert werden.

Geschichte

Obwohl Nordic Walking »die« Trendsportart der vergangenen Jahre im Bereich Gesundheitssport ist, sind die Anfänge von Nordic Walking weit zurückzuführen. Interessanterweise liegen die Wurzeln des Nordic Walkings im Leistungssport. Skilangläufer und Biathleten nutzten die »Stöcke«, um die Sommerpause möglichst sportartspezifisch zu überbrücken. Der Transfer dieser Methode aus dem Leistungssport in den Breitensport erfolgte in Skandinavien, wo begünstigt durch Witterung und Tradition die Anzahl der Skilangläufer hoch ist. 1997 kreierten Sportartikelhersteller aus der Sommertrainingsmethode die Trendsportart Nordic Walking, deren Name sich vom englischen Wort für Skilanglauf »Nordic Skiing« ableiten lässt. Das »Gehen am Stock« verbreitete sich rasch nach Mitteleuropa und den USA.

Vorteile des Nordic Walkings

Anekdoten...

Nordic Walking erfährt seine hohe Beliebtheit durch seine einfache Anwendbarkeit und seinen (teilweise stark übertrieben dargestellten) gesundheitlichen Nutzen. Die aus der Medizin kommende Suggestion, dass der Einsatz von (NW) Stöcken eine Entlastung der unteren Extremitäten bewirkt und die Annahme, dass durch die Tätigkeit der Arme ein erhöhter (50%) Energieverbrauch im Vergleich mit anderen Sportarten besteht, stellte die Sportart Nordic Walking in ein günstiges Licht. (Gelenk)schonende Belastung und »einfach« zu erhaschende Trainingseffekte (Gewichtsreduktion, bessere Ausdauer) trafen insbesondere die Wünsche der Sportunerfahrenen, Sportwiedereinsteiger und Patienten in der Rehabilitation. Die Entwicklung hin zum Boom des NW wurde durch die Multiplikation der teilweise falschen Attribute des NW über Artikel in Zeitschriften und im Internet gefördert.

....und Fakten

Seriöse sportwissenschaftliche Studien relativieren den Nutzen der Armtätigkeit beim NW. Bezüglich des Kalorienmehrverbrauchs im Vergleich zum Walking wurden maximal 10 – 20% Mehrverbrauch und im Vergleich zum Jogging mit gleicher Geschwindigkeit keine Unterschiede gemessen. Hinsichtlich der Druckentlastung durch die zusätzliche Armtätigkeit konnte gezeigt werden, dass es beim schnellen, mit großen Schritten ausgeführten NW beim Fersenbodenaufsatz mit gestrecktem Kniegelenk Druckspitzen im Knie gibt.

Zusätzlich können durch die Elastizität der Stöcke möglicherweise Vibrationen entstehen, die auf Dauer Hand-, Ellbo-gen- oder Schultergelenk reizen können. Bei anfänglich ungewohnter Nutzung der Schultermuskulatur werden musku-läre Verspannungen beschrieben.

Diesen Einschränkungen der Effektivi-tät bzw. den potentiellen Nachteilen des Stockgebrauchs steht der Vorteil der er-höhten Gangsicherheit gegenüber. Dies gilt für Rekonvaleszenten nach Verletz-ungen des Bewegungsapparates der un-teren Extremitäten ebenso wie für Pa-tienten in der Rehabilitation nach Knie-oder Hüftgelenkersatz. Selbst Menschen mit gestörter Motorik (z.B. Morbus Par-kinson) können bei fachgerechter Anlei-tung ihre Gangsicherheit sowohl mit als auch ohne Stöcke verbessern.

Nicht zuletzt stehen die NW-Stöcke, die den im Stadtwald Ruhe suchenden Spa-ziergänger durch ihr »Klicken« gelegent-lich den letzten Nerv rauben, für ein integratives Moment, über das von den Teilnehmern immer wieder gesprochen wird. Mit dem »eigenen« Gruppensym-bol in den Händen fühlt sich mancher Nordic Walker auch auf fremdem, mit perfekt geformten Körpern besetztem Terrain etwas sicherer.

Zusammengefasst scheinen die Vorteile des NW bisher übertrieben dargestellt worden zu sein. Dennoch ist kaum eine andere Sportart derartig günstig, effek-tiv und risikoarm von Ungeübten über-all durchzuführen.

Die Technik

Der Bewegungsablauf gleicht dem des Skilanglaufs, d.h. Arme und Beine be-wegen sich immer diagonal zueinander. Entsprechend dem normalen Gehen werden Arme und Beine im Kreuzgang benutzt (linkes Bein und rechter Arm vorne). Nach dem flächigen Aufsatz mit der Ferse sollte die Abrollbewegung geradlinig über den ganzen Fuß erfol-gen. Bei aufrechtem Oberkörper wird der Blick etwa 5–10 Meter nach vorne auf den Boden gerichtet. Die Arme schwingen leicht angewinkelt locker in der Schulter nach vorne. Dabei wird der Stock locker mit der Hand in der Schlau-fe gehalten (Abb. 33 rechte Hand). Mit dem Stockeinsatz in den Boden um-greift die Hand den Stock kurzzeitig fest.

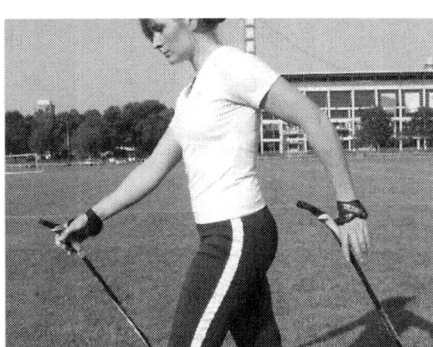

Abb. 33: Richtiger Stockgriff. Rechts: Lockerer Griff bis zum Einsetzen des Stocks. Links: Druckphase bis weit hinter die Hüfte mit der Hand in der Schlaufe

Die Spitze des Stocks darf nicht vor dem Körper aufgesetzt werden, sondern soll-te in einem Winkel von ungefähr 45°

den Boden hinter der Ferse des nach vorne geführten Fußes berühren (Abb. 34).

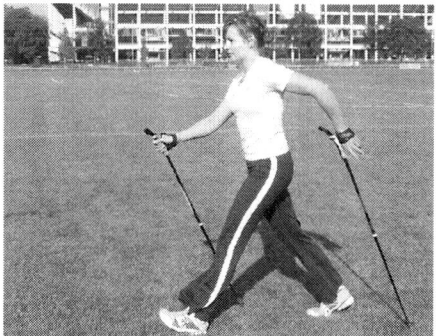

Abb.34: Richtiger Stockeinsatz. Rechts: Bodenkontakt des Stocks mit ca. 45° etwas hinter der Ferse des vorderen Fußes.

Beim aktiven Druck nach hinten wird der Stock schon wieder losgelassen und die Kraft mit der Hand über die Schlaufe bis hinter die Hüfte übertragen (Abb. 33 linke Hand). Während des gesamten Zyklus der Arme sollten die Stöcke immer parallel zur Laufrichtung eingesetzt werden. Eine seitliche Bewegung erhöht die Gefahr über die eigenen Stöcke zu stolpern.

Im Unterschied zum Nordic Walking werden bei der **Walking Technik** keine Stöcke benötigt. Die Arme werden im Ellenbogen 90° gebeugt. Häufig wird der Begriff Power-Walking verwendet. Dabei werden die Arme akzentuiert und schnell bewegt. Sie geben dadurch eine raschere Schrittfrequenz vor. Power-Walking ist keine eigene Sportart, sondern als eine schnelle Walking-Variante an-

zusehen. Ähnliches gilt für die Varianten Wogging (Walking mit Gewichten) und Dogging (Walking mit Hund).

Das Material

Das wichtigste Material ist der Stock, der belastbar sein muss, aber nicht zu schwer sein sollte. So ist der Stock optimalerweise aus Carbon bzw. einem Glasfasergemisch hergestellt. Dieses Material dämpft gegenüber z.B. Aluminium besser die Vibration, die beim Bodenkontakt entstehen kann.

Auch bei der Handschlaufe mussen einige Punkte beachtet werden. Es sollte eine feste Verbindung zum Handgelenk bestehen, so dass eine Druckübertragung über die Schlaufe auf den Stock möglich ist ohne eine freie Blutzirkulation einzuschränken. Die Stockspitze besteht aus Hartmetall, die für Rasen oder Waldboden geeignet ist. Auf hartem Untergrund (Asphalt) kann die Spitze mit einem weichen Gummipad gepolstert werden.

Die Stocklänge ist individuell unterschiedlich und kann mit der Formel »0,66 mal Körpergröße in cm« berechnet werden. Daraus folgend sollte maximal ein rechter Winkel oder noch besser ein etwas größerer Winkel im Ellbogen entstehen, wenn der Stock senkrecht auf dem Boden steht (Abb. 35).

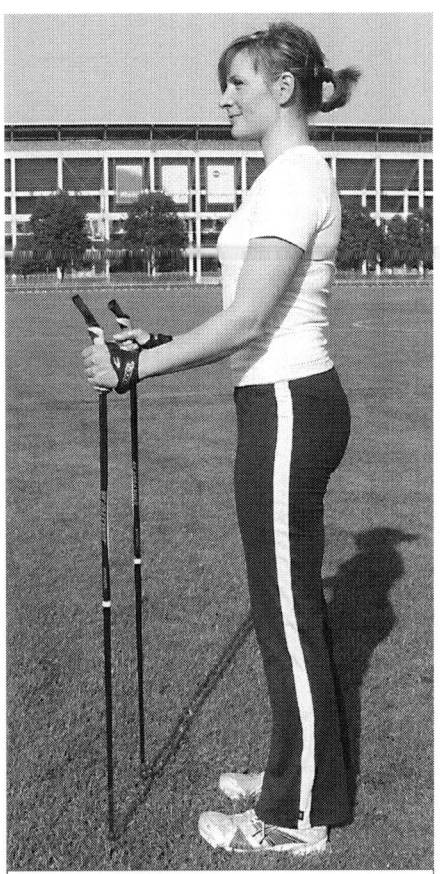

Abb. 35: Richtige Stocklänge. Bei senkrechtem Stockeinsatz sollte der Winkel im Ellenbogen größer als 90° sein.

Spezielle Nordic Walking Kleidung oder Schuhe sind nicht notwendig. Ein normaler fester Lauf- oder Wanderschuh und für körperliche Aktivität geeignete Kleidung reichen aus.

Leistungsphysiologie beim Nordic Walking

Vergleich mit Jogging

Immer noch werden Nordic Walker von Läufern belächelt: »Schau, die gehen mit ihrem Stock spazieren«. Dies geschieht allerdings zu unrecht, denn bei richtiger NW-Technik werden bei zügigem NW (entsprechend langsamen Jogging-Tempo) Hf von bis zu 180 Schlägen pro Minute und Laktatwerte von 7 mmol/l gemessen. Beim NW liegen die Hf und der Laktatwert im Bereich des Überganges vom Gehen zum Laufen (2,1–2,4 m/s) höher als beim Jogging. Diese Unterschiede werden am ehesten durch die andersartige mechanische Beanspruchung der Muskulatur (Wechsel zwischen potentieller und kinetischer Energie beim Gehen und Nutzung elastischer Energie beim Laufen) erklärt. Diese unterschiedliche muskuläre Beanspruchung erklärt auch, warum NW zur Marathonvorbereitung nicht geeignet ist.

Vergleich mit Walking

Die Beobachtung von Nordic Walkern mit Walkern in gemischten Kursen zeigt, dass die Walker häufig schneller unterwegs sind. Würden sich die Nordic Walker der höheren Bewegungsgeschwindigkeit der Walker anpassen, so würden die NW mit höheren Herzfrequenz- und Laktatwerten trainieren. Aufgrund der höheren Belastungsintensität würden die Nordicwalker demzufolge Gefahr laufen sich zu überlasten.

Der Gebrauch von Fuß- oder Handgewichten beim Walking erhöht die zur Fortbewegung benötigte Energie. Ob dies einen gesundheitsfördernden Effekt im Vergleich zum Walking ohne Zusatzgewichte hat, ist wissenschaftlich nicht belegt. Sollte dennoch von dieser Methode Gebrauch gemacht werden, ist eine gefestigte und korrekte Walking-Technik Voraussetzung, da es sonst zu muskulärer Ermüdung und konsekutiver Überlastung des Bewegungsapparates kommen kann.

Methodische Einführung

Die ersten »Schritte« sollten im Blickpunkt der ersten Stunde sein, da sie sich wahrscheinlich von den folgenden Schritten vorerst nicht unterscheiden werden. In den meisten Fällen entspricht das Gangbild dem im Technikkapitel beschriebenen Ideal. Liegen schwerwiegende »**Gangfehler**« vor, sollte parallel eine Laufschule durchgeführt und eine Vorstellung beim Orthopäden eingeleitet werden. Die meisten Fehler lassen sich rasch korrigieren oder tolerieren; es wäre unverzeihlich, wenn sich ein Mensch nach langer Überlegung zum Sportwiedereinstieg entschieden hat, und sich dann wegen eines »Gangfehlers« rasch wieder aus dem Gesundheitssport verabschieden würde. Daher ist hier insbesondere zu Beginn vom Trainer Fingerspitzengefühl gefordert.

Wesentlich mehr Augenmerk muss auf den richtigen **Laufrhythmus** (Kreuzgang) gelegt werden. Als Übungsform bieten

sich hierzu das »Schlieren« und die »Lokomotive« (Abb. 36) an. Beim »Schlieren« lässt der Übende beim erst langsamen dann zügigen Gehen die Arme ohne jeden Stockeinsatz mit den Händen in den Schlaufen mitschwingen. Der Kreuzgang stellt sich meistens ein. Den ganz hartnäckigen Passgängern hilft die Gruppe oder der Partner bei der »Lokomotive« (Abb. 36).

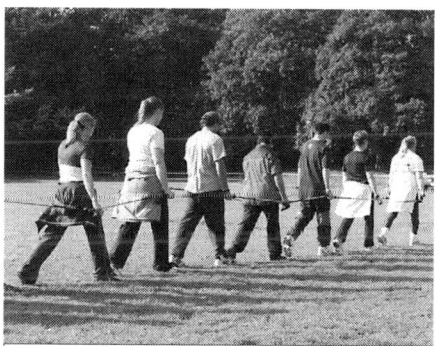

Abb. 36: Erlernen des Laufrhythmus. Bei der »Lokomotive« wird mit dem Stock in der einen Hand normal gegangen. Die Stockspitze des anderen Stocks wird vom Hintermann gefasst. Beim anschließenden Gehen kann der Kreuzgänger den Passgänger steuern.

Eine zentrale Aufgabe ist die Schulung des richtigen Stockeinsatzes. Zuerst muss erkannt werden, dass der Stock lediglich durch das Pendeln des Armes in der Schulter nach vorne kommt. Der Arm ist im Ellenbogen nur leicht gebeugt. Zum Stockeinsatz im Boden wird der Griff gefasst. Für diese drei Schritte bietet sich zur Vermittlung einer Bewegungsvorstellung das Bild »einem kleinen Kind die Hand reichen« an (Abb. 37).

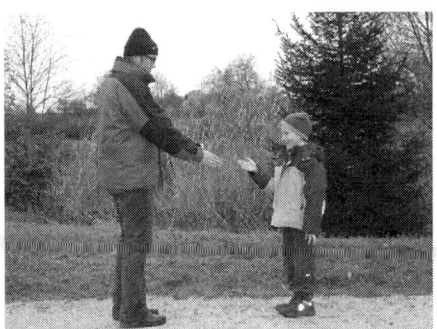

Abb. 37: Vermittlung einer Bewegungsvorstellung für den richtigen Stockeinsatz durch das Bild »einem kleinen Kind die Hand reichen«.

Wird der Stockeinsatz beherrscht, muss ein Gefühl für die Anspannung in der Arm- und Schultermuskulatur geschaffen werden. Hierzu können Sprünge im Stand aufgestützt auf beide Stöcke sowie Gehen oder Laufen mit Doppelstockeinsatz durchgeführt werden. Ebenso hilft der einarmige akzentuierte Krafteinsatz beim normalen NW durch das Erspüren des Unterschieds zum kraftlosen Arm der Gegenseite, um eine Bewegungsvorstellung vom optimalen Stockeinsatz zu erhalten.

Das NW mit extrem kurzen und extrem langen Schritten ist ein geeignetes Mittel, um die individuelle optimale Schrittlänge festzulegen.

Wichtiges für die Praxis:

1. NW ist Gesundheitssport

2. besteht eine medizinische Sporttauglichkeit?

3. Einführungskurse helfen Fehler zu vermeiden

4. in Einführungskursen können Stöcke passend ausgewählt werden

5. eine schlechte Technik sollte kein Ausstiegsgrund werden, denn selbst mit einer unschönen Technik lebt ein Nordic Walker gesünder als im Fernsehsessel

6. keinen falschen Ehrgeiz entwickeln – Nordic Walker belasten (Hf/Laktat) sich bei gleicher Geschwindigkeit mehr als Walker oder Jogger

7. Leistungssportler (Marathonläufer) sollten NW lediglich zur Regeneration oder zum Ausgleichstraining nutzen

1. ÅSTRAND, P.O., RODAHL, K.: Textbook of work physiology. 4. Aufl. McGraw-Hill, New York, 2003.

2. COEN, B., KINDERMANN, W., URHAUSEN, A., SCHWARY, L.: Leistungsphysiologische Veränderungen und kardiale Adaptation bei Fußballspielern. Sport-Orthopädie, Sport-Traumatologie 10, 3, 128-132, 1994.

3. DeMAREES, H.: Sportphysiologie, Sportverlag Strauß, Köln, 2006.

4. FERRAUTI, A., MAIER, P., WEBER, K.: Tennistraining, Meyer & Meyer, Aachen, 2002.

5. FÖHRENBACH, R., MADER, A., LIESEN, H., HECK, H., VELLAGE, E., HOLLMANN, W.: Wettkampf und Trainingssteuerung von Marathonläuferinnen und -läufern mittels leistungsdiagnostischer Felduntersuchungen. In: FRANZ, I.-W., MELLEROWICZ, H., NOACK, W. (Hrsg.): Kongressband 29. Deutscher Sportärztekongress Berlin 1984. Springer, Berlin 1985.

6. GROSSER, M., BRÜGGEMANN, P., ZINTEL, F.: Leistungssteuerung im Training und Wettkampf. BLV, München, 1986.

7. HECK, H.: Energiestoffwechsel und medizinische Leistungsdiagnostik. Studienbrief der Trainerakademie Köln, Bd 17, Hofmann, Schorndorf, 1990.

8. HECK, H., REIMÖLLER, D., SCHULZ, H.: Saisonbegleitende Leistungsdiagnostik bei einer A1-Junioren-Fußballmannschaft. In: CARL, K., KRUG, J., STARISCKA, S. (Hrsg.): Schwerpunktthema Nachwuchstraining. Beiträge des 3. Symposiums der Sektion Trainingswissenschaft der Deutschen Vereinigung für Sportwissenschaft, Erlensee, 229-232, 1996

9. HOHMANN, A., LAMES, M., LETZELTER, M.: Einführung in die Trainingswissenschaft. Limpert, 2002.

10. HOLLMANN, W., LIESEN, H.: Über die Bewertbarkeit des Laktats in der Leistungsdiagnostik. Sportarzt und Sportmedizin 24, 8, 175-181, 1973.

11. HOLLMANN, W., LIESEN, H., MADER, A., HECK, H., ROST, R., DUFAUX, B., SCHÜRCH, P., LAGERSTRÖM, D., FÖHRENBACH, R.: Zur Höchst- und Dauerleistungsfähigkeit der deutschen Fußball-Spitzensportler. Dt Z Sportmed 5, 113-120, 1981.

12. HOLLMANN, W., HETTINGER, T.: Sportmedizin. Arbeits- und Trainingsgrundlagen. Schattauer, Stuttgart 2000.

13. KEUL, J., BERG, A., LEHMANN, M., DICKHUTH, H.-H.: Metabolische Anpassung durch Training und ihr Aussagewert für die Leistungsdiagnostik. In: KINDERMANN, W. HORST, W. (Hrsg.): Sportmedizin für Breiten- und Leistungssport. Demeter, Gräfling, 1980.

14. LIESEN, H.: Neue Aspekte zur sportmedizinisch orientierten Trainingssteuerung. In: BRACK, R., HOHMANN, A., WIELAND, A. (Hrsg.): Sportwissenschaft und Praxis; (Trainingssteuerung – konzeptionelle und trainingsmethodische Aspekte), 6, Nagelschmied, Stuttgart 1992.

15. MADER, A.: Die Komponenten der Stoffwechselleistung in den leichtathletischen Ausdauerdisziplinen – Bedeutung für die Wettkampfleistung und Möglichkeiten zu ihrer Bestimmung. In: TSCHIENE, P. (Hrsg.): Neue Tendenzen im Ausdauertraining. Bundesausschuss Leistungssport, Frankfurt/Main 1994.

16. MADER, A., HECK, H.: Möglichkeiten und Aufgaben in der Forschung und Praxis der Humanleistungsphysiologie. Spektrum der Sportwissenschaft 3, 2, 5-54, 1991.

17. SCHIFFER, T., KNICKER, A., HOFFMANN, U., HARWIG, B., HOLLMANN, W., STRÜDER, H.K.: Physiological evaluation of Nordic Walking, Walking and Jogging. Eur J Appl Physiol, 2006 in press.

18. ROST, R., HOLLMANN, W.: Belastungsuntersuchungen in der Praxis. Thieme, Stuttgart, 1982.

19. WEINECK, J.: Optimales Training, 14. Aufl., Balingen, 2004.

In Vorbereitung

Dr. med. Dr. Sportwiss Thorsten Schiffer,
Dr. Sportwiss. Axel Knicker,
Stephan Geisler,
Andreas Mierau.

Einführung in das Krafttraining

Studienbegleitende Materialien für die Einführungskurse zum Krafttraining im Basisstudium aller Bachelorstudiengänge an der Deutschen Sporthochschule Köln.

Adressaten: Studienanfänger und interessierte Freizeitsportler.

Inhalt: Darstellung der naturwissenschaftlichen Grundlagen sowie der basalen Trainingssteuerungsmöglichkeiten für ein zielbewusstes Krafttraining.

Prinzipielle Trainingspläne für den Anfänger bis zum Bodybuilder werden exemplarisch detailliert dargelegt. Die wichtigsten stationären Krafttrainingsgeräte werden vorgestellt, deren Bedienung sowie die dazugehörigen Hauptmuskelgruppen erläutert und alternative Trainingsmöglichkeiten aufgezeigt. Besonderheiten beim Training mit alten und jungen Menschen werden angesprochen.

Auf der Grundlage der einleitenden Kapitel werden auch exemplarische Trainingseinheiten mit dem Gymnastikball, dem "Flexibar", dem "Theraband", der Lang- und Kurzhantel, dem eigenen Körper, durch Partnerübungen, einem "Turnhallenzirkel" und mit dem Medizinball illustriert dargestellt. Mit diesem Wissen sollte es allen Leserinnen und Lesern möglich sein, ein eigenes Outcome-orientiertes Training - an die eigenen speziellen Bedürfnisse angepasst - sicher und abwechslungsreich zu gestalten.

Erscheinungstermin: voraussichtlich März 2009
ISBN: 978-3-939390-05-3